Ueber

die Natur, Erkenntniß, und Heilart der Skrofelkrankheit.

Eine

im Jahr 1796 von der Kaiserlichen Leopoldinischen Akademie der Naturforscher gekrönte Preisschrift

von

Dr. Christ. Wilh. Hufeland,

Königl. Preuß. Staatsrath und Leibarzt.

Nisi utile est, quod agimus,
vana est gloria nostra.

Dritte sehr vermehrte Auflage.

Berlin, 1819.
Gedruckt und verlegt
bei G. Reimer.

Sr. Excellenz

Herrn

Freiherrn von Altenstein,

Königl. Preußischen wirklichen Geheimen Staatsminister im Ministerium der geistlichen, Unterrichts- und Medizinal-Angelegenheiten, Ritter des rothen Adlerordens erster Klasse, des eisernen Kreuzes u. s. w.

dem edlen Beförderer und Kenner der Wissenschaft

als öffentliches Denkmal der reinsten Verehrung

gewidmet.

Vorrede
zur ersten Auflage.

Wenn eine Krankheit sich so auffallend vermehrt, von so traurigem Einfluß auf die allgemeine Gesundheits-Constitution ist, und so viel Hartnäkkigkeit gegen die Kräfte der Heilkunst zeigt, als wir dies von der Skrofelkrankheit bemerken; so ist es, glaube ich, die Pflicht jedes menschenliebenden praktischen Arztes, dieselbe zum Hauptgegenstand seiner Untersuchungen zu machen, um auch das seinige, so viel an ihm ist, zur Bekämpfung eines so allgemeinen und gefährlichen Feindes beizutragen.

Ich freute mich deshalb im Namen der Menschheit, als ich diesen Gegenstand von der Kaiserl. Akademie der Naturforscher, als Preisfrage aufgestellt, und dadurch gleichsam die Losung zu einer genauen und allgemeinen Prüfung dieses Uebels fürs medizinische Publikum gegeben sahe. — Die Folge davon war, daß ich bei dieser Concurrenz, auch für meine Person verpflichtet zu seyn glaubte, das, was mich Erfarung und Nachdenken darüber gelehrt hatte, zusammenzutragen, und der Gesellschaft vorzulegen.

Als einen solchen Beitrag bitte ich also gegenwärtige Abhandlung anzusehen. Nicht als eine vollständige Abhandlung über die Skrofeln, (die die Gesellschaft nicht verlangt, und die nach Kortums und Webers Verdiensten um die Sache wirklich überflüssig wäre), sondern als das Resultat meiner besondern einzelnen Erfarungen, als einen Versuch, durch Beobachtung und genauere Bestimmung einzelner Punkte diese Erfarungen zum Besten des Ganzen zu verarbeiten, — wage ich es, diese Bogen auf den Altar des Vaterlandes niederzulegen.

Auch habe ich darinne den Wink der Akademie befolgt, daß ich mich nicht in überflüssige und den Raum verkürzende Citate und Beibringung der Litteratur eingelassen, und bei der Angabe der Mittel nicht sowohl auf die Menge (die bei andern Schriftstellern zu finden ist), als auf die Auswahl und bestimmte Anwendung derselben gesehen habe.

Die Abhandlung ist nach den 3 Punkten der Aufgabe in 3 Abschnitte getheilt.

Die Aufgabe war folgende:

1) Naturam acrimoniae scrofulosae novis observationibus explicare.

2) Signa diagnostica certissima, quibus virus scrofulosum, in corpore latens, et in varios gradus malignitatis abiens, licet tumoribus nondum manifestum, cognoscatur.

3) Accuratis observationibus edocere, quibus scrofularum speciebus et complicatio-

nibus cum aliis morbis, singula remedia antiscrofulosa, hucusque cognita, maxime sint accommodata; cum primis autem Terrae ponderosae muriatae efficaciam in scrofulis et affectibus scrofulosis adcurate definire.

Ich werde also die Abhandlung in folgende Abschnitte theilen:

1) Von der Natur und nächsten Ursache der Skrofeln, besonders mit Rücksicht auf Skrofelgift.

2) Von der Erkenntniß der verborgenen Skrofelkrankheit.

3) Von den bewährtesten Mitteln und deren spezieller Anwendung.

Jena 1797.

Vorrede
zur dritten Auflage.

Es ist ein eignes Gefühl, nach einem Zwischenraume von mehr als zwanzig Jahren, sich mit seinem damaligen Ich dem Publikum wieder darzustellen. Man ist selbst nicht mehr derselbe, und auch das Publikum ist nicht mehr dasselbe. Es ist ein wahrer Spiegel, in dem man sich und die Welt beschaut, und ein sehr lehrreiches, aber auch etwas gefährliches, Unternehmen.

Wie vieles ist seit der Zeit in und außer uns anders geworden! — Welche Umwälzungen und Verwandelungen hat insbesondere die Heilkunst erfaren!

Als ich dies Buch schrieb, war die medizinische Welt noch getheilt in Humoralpathologen, Nervenpathologen, und die sich eben bildenden neuen Chemischen Pathologen, und dies Buch war eben dazu bestimmt, so wie meine auch damals erschienene

Pathogenie, die verschiedenen Meinungen unter eine Ansicht, nemlich die Einheit des Lebens, zu vereinigen. Von Browns und seinem System war damals in Teutschland noch nicht die Rede. Nun folgte die Revolution des Brownschen Systems. Hierauf der wichtige Einfluß der Naturphilosophie. — Und, wie vieles wurde in dieser Zeit umgeworfen, verändert, aber auch wie vieles entdeckt im Reiche der Chemie, der ganzen Naturwissenschaft, der Heilmittel und Methoden!

Aber eben bei solcher Gelegenheit erfährt man recht lebhaft und erfreulich den Unterschied zwischen Natur und Schule, und daß es nur die Menschensatzungen sind, welche wechseln, die Natur aber und ihre Wahrheit bleibt dieselbe. Ich habe mir es von jeher zum Gesetz gemacht, meine Bücher, und so auch dieses, aus der Natur heraus, nicht in die Natur hinein, zu schreiben, oder, um mich deutlicher auszudrücken, nicht im Sinn und zu Ehren eines Systems, sondern im Sinn und zu Ehren der Natur und der Wahrheit zu schreiben. Und so hat sichs gefunden, daß ich nicht nöthig gehabt habe, im Wesentlichen, in der Grundansicht, etwas zu ändern, vielmehr habe ich mit

Freuden gesehen, daß eben das Streben, was mich damals beseelte, die Kunst der Natur näher zu bringen, und alles unter dem Gesichtspunkt des Lebens zu fassen, jezt das allgemein herrschende worden ist. — Und so darf ich hoffen, daß dieses Buch jezt noch eben so brauchbar seyn werde, wie damals.

Dabei aber habe ich nicht vernachläßigt, es mit allen, was mich in der Zeit eigne oder fremde Erfarung über die Natur und Heilung der Skrofelsucht gelehrt hat, zu bereichern. Auch sind einige ganz neue Abschnitte, über die Erkenntniß der Krankheit, und über die örtliche Heilung, hinzugekommen. — Selbst das, was unverändert stehen geblieben ist, kann insofern einigen neuen Werth haben, als es durch die 24jährige nachherige Erfarung und Prüfung eines mit Kinderkrankheiten immer, und in den leztern Jahren in der Armenpraxis einer großen Stadt vorzüglich beschäftigten Praktikers, bestätigt und bewährt da steht.

Noch muß ich bemerken, daß ich in Absicht der Namen meinem alten Grundsatze treu geblieben bin, mich immer der alten technischen, und bei den Arzneimitteln der herkömmlichen offizinellen Namen zu bedienen, und zwar aus dem einfachen, von mir anderswo ausführlicher dargestellten, Grunde, daß für Gegenstände, die alle Nationen und alle Zeiten angehen, wir bei den allgemein verständlichen und unveränderlichen Namen bleiben müssen, wenn wir nicht in die größte Verwirrung und am Ende Unverständlichkeit gerathen wollen. — Wie oft haben nicht auch in diesen 20 Jahren die Namen gewechselt, und wie oft werden sie es noch ferner thun? Und ist es nicht einfacher, bestimmter und allgemein verständlicher, zu sagen, Taraxacum statt Löwenzahn, Ringelblume, Todtenblume, und wie viel es sonst Provinzialnamen giebt, Calomel statt Hydrargyri Submurias, oder Murias Hydrargyri mitis oder Murias Hydrargyri oxydulatum, oder wie es sonst noch in den vielen neuen Pharmakopoen heißt, Extr. Centaur. min. statt Tausendgüldenkrautdickauszug, u. s. w. — Ich wenigstens glaube, daß weder die Kunst noch der teutsche Patriotismus durch solche Verteutschungen etwas gewinnen.

Berlin im Junius 1819.

Hufeland.

Inhalt.

Einleitung.

Ehe wir die Untersuchung unsers Gegenstandes selbst beginnen, ist es nothwendig, einige noch schwankende Begriffe darüber zu berichtigen und festzusetzen.

Das erste ist die Verwechselung der Skrofeln und der Skrofelkrankheit, die man häufig machen sieht. — Aber es sind keineswegs gleichbedeutende Begriffe, und ihre Verwechselung giebt zu manchen Verwirrungen und Unrichtigkeiten Veranlaßung. Skrofel (Scrofula) nehmlich heißt ein Drüsenknoten oder Verhärtung, bezeichnet also nur eine örtliche Affektion von einer bestimmten Form im Drüsensystem; Skrofelkrankheit oder Skrofelsucht (Scrofulosis) hingegen heißt jene allgemeine Krankheit und Diathesis des Lymphsystems, von welcher die Skrofel erst Folge und Symptom ist. Die Skrofel verhält sich also zur Skrofelkrankheit wie Wirkung zur Ursache, diese kann da seyn ohne jene, aber auch umgekehrt. Es kann jemand symptomatische Drüsengeschwülste von andern Krankheiten, also Skrofeln, haben, ohne die Skrofelkrankheit, und man kann die Skrofelkrankheit in gewissen Graden und Modifikationen haben, ohne Skrofeln zu haben.

Das zweite ist: die Verwechselung der wahren Skrofeln (Scrofulae verae, idiopathicae) und der falschen (Scrofulae spuriae, sympathicae, symptomaticae). — Nicht jede angeschwollene Drüse ist eine wahre Skrofel, denn sie kann von einer Menge Krankheiten des lymphatischen Systems, z. E. allen miasmatischen, Pocken, Masern, Scharlach, Syphilis, ja auch von vielen andern, z. B. Zahnreiz, erzeugt werden. Ja bloß äusserliche Ursachen, Wunden, Hautreizungen und Entzündungen, z. B. Vesicatorien, Fontanellen, können sie consensuell erzeugen. Ja selbst rein mechanisch, durch den Druck bedeutender Geschwülste oder Verhärtungen auf die Lymphgefäße, sehen wir sie entstehen. — Dies alles aber sind nur Symptome und gleichzeitige Wirkungen einer andern Krankheit, sie erscheinen und verschwinden, steigen und fallen, mit ihr, werden also mit Recht symptomatische, sympathische, unächte, genannt. — Anders aber ist es mit den wahren Skrofeln. Wir verstehen darunter nur folgende: Sie haben ihren einzigen und zureichenden Grund in dem lymphatischen System und dessen Krankheit selbst; ihr Dasein, ihr Zunehmen und Abnehmen ist mit dem kranken Zustand dieses Systems wesentlich verbunden, und von diesem, nicht von einer andern Krankheit, abhängig, und ihre Heilung wird nur durch Heilung des Lymphsystems bewirkt, hingegen die Heilung jener durch Heilung der Krankheit, deren Wirkung sie sind.

Deswegen nennen wir sie und mit Recht die idiopathischen.

Anders aber ist es mit den secundairen oder deutropathischen Skrofeln, d. h. solchen, die als Folge einer andern Krankheit, auch nach deren Verschwinden, zurückbleiben, und die man daher nicht für gleichbedeutend mit den symptomatischen halten muß. Aus den symptomatischen werden hier sekundaire. — Wenn nehmlich eine symptomatische Affektion lange fortdauert, dann kann sie zuletzt in dem Lymphsysteme dieses Theils eine so tief eindringende Störung, ja selbst Desorganisation, hervorbringen, daß sie fortdauert, auch nach Aufhören jener außer dem System liegenden Ursache, und nun als Krankheit des Systemes selbstständig wird und bleibt, folglich den idiopathischen Karakter annimmt.

Erster Abschnitt.

Von der Natur und nächsten Ursache der Skrofelkrankheit, ihrer Entstehung, und der Erzeugung der Skrofelschärfe.

Noch immer herrscht über die wesentliche oder nächste Ursache der Skrofelkrankheit große Verschiedenheit der Meinungen. Manche halten sie blos für eine Krankheit der Säfte, für eine saure, scharfe oder viscide Beschaffenheit der Lymphe, oder für Verstopfung des lymphatischen Systems; Manche hingegen finden die nächste Ursach blos in den festen Theilen und zwar den lymphatischen Gefäßen.

Die Ursache dieser verschiedenen Meinungen liegt theils in den mannichfaltigen, proteusartigen, Gestalten und Ansichten, unter welchen sich dieses Uebel zeigt, theils in den verschiedenen pathologischen Systemen, die jetzt herrschen, (wovon ich nur die Humoralpathologie, Nervenpathologie und neuere chemische Pathologie nennen will), wodurch denn nicht allein der Gesichtspunkt bei solchen Untersuchungen, sondern auch die Erklärungsweise selbst, nach der verschiedenen Vorstellungs- und Denkform, die sich jeder eigen gemacht hat, sehr verschieden wird.

Indeß wäre es doch wohl zu wünschen, daß man anfinge und mit Ernst darauf bedacht wäre, hierinn ins Reine zu kommen, oder vielmehr, sich gegenseitig verstehen zu lernen; denn gewiß liegt, wie so oft in der Medizin, der Grund der Verschiedenheit nicht in der Sache selbst, sondern nur in der Vorstellungsart, über die sich vernünftige und philosophisch tolerante Aerzte gewiß sehr leicht verständigen könnten. — Man glaube ja nicht, daß dieser Gegenstand unter die hypothetischen und dem Practiker gleichgültigen gehöre. Es scheint mir vielmehr zur gründlichen Kenntniß einer Krankheit alles darauf anzukommen, die nächste Ursache gehörig festzusetzen; denn nun erst kennt man die Natur und das Wesen der Krankheit; nun erst hat man den Schlüssel zur Erklärung der wichtigsten Erscheinungen; nun erst hat man die Quelle, aus welcher sich richtige Indicationen zur Kur ableiten lassen.

Man erlaube mir daher, dieser Untersuchung hier den ersten Platz und eine ausführliche Behandlung zu widmen. — Ich werde zuerst die veranlassenden, gelegentlichen und hervorbringenden Ursachen der Skrofelkrankheit untersuchen, weil hieraus das meiste Licht auf die nächste Ursache fällt; zweitens die nächste Ursache selbst und die Verbindung derselben mit der Erzeugung der Skrofelschärfe zu bestimmen suchen.

Erstes Kapitel.

Betrachtung des lymphatischen Systems als Einleitung in die Pathogenie der Skrofelkrankheit.

Die Skrofelkrankheit ist eine Krankheit des lymphatischen Systems. Es ist also durchaus nöthig, gehörige Begriffe von der Organisation, von den Kräften und der Wirkungsart dieses Systems, und besonders von allen Einflüssen und Ursachen zu haben, die darauf wirken, wenn man die Ursachen, das Wesentliche, und die Wirkungen der Skrofelkrankheit gehörig erkennen und richtig beurtheilen will. — Gewiß, wenn wir überhaupt annehmen müssen, daß die Entdeckung und genauere Bestimmung dieses Systems eine der größten Acquisitionen ist, die die Arzneikunst gemacht hat, und wodurch Pathologie sowohl als Therapeutik in vielen Stücken eine ganz neue Gestalt erhalten haben; so müssen wir besonders bekennen, daß die verbesserte Kenntniß und Behandlung der Skrofelkrankheit hauptsächlich dieser Erkenntniß, und also der Anatomie, ungemein viel zu verdanken hat.

Ich glaube daher, es läßt sich keine gründliche Untersuchung und Erforschung dieser Krankheit denken, ohne die Hauptbegriffe aus der Natur und Beschaffenheit des lymphatischen Systems zu schöpfen und abzuleiten, und es sey mir also erlaubt, hier, gleichsam als Einleitung und Schlüssel zu der nachfolgenden Untersuchung, nur einen Blick auf die Natur und die höchstwichtige Function dieses Systems zu werfen. Ich habe nur zu sehr bemerkt, daß man dasselbe häufig zu einseitig und seine Function gar zu eingeschränkt betrachtet, ja daß mancher sich bloß an den einseitigen Namen, absorbirend System, haltend, auch weiter nichts als Absorption dabei denkt. Aber wahrhaftig nicht bloß absorbirendes, sondern mit eben dem Recht assimilirendes, purificirendes, nutrirendes System sollte es heißen.

Dies System im weitläuftigsten Verstande constituiren 3 Classen von Organen.

1. Die resorbirenden Gefäße selbst, von ausserordentlicher Menge (von manchen Anatomen den Blutgefäßen gleichgesetzt) äußerst verschiedenen Durchmessers, durchsichtig, mit Valveln versehen, aus allen innern und äußern Oberflächen, aus allen Hölungen, Zwischenräumen des Zellgewebes, der Knochenzellen, auch Endigungen der Arterien entspringend, also durch alle Theile des Körpers ohne Ausnahme verbreitet, und größtentheils in den Ductus thoracicus, aber auch unmittelbar in die Blutgefäße sich endigend. — Die Anatomen unterscheiden zuweilen die Milchgefäße von den eigentlichen Lymphgefäßen. Aber für den Praktiker ist dieser Unterschied nicht we-

sentlich, denn er beruht bloß auf Verschiedenheiten des enthaltenen Stoffes, und ihm sind daher beides Gefäße eines Systems.

2. Der Ductus thoracicus, der hauptsächlichste Vereinigungspunkt dieses Systems.

3. Unzählige Drüsen (die sogenannten lymphatischen oder conglobirten), welche aus Konvoluten von Lymphgefäßen, Blutgefäßen und Nerven bestehen, überall den Lauf der Lymphgefäße unterbrechen, und am häufigsten im Mesenterium, den Schenkeln und Weichen, dem Hals und den Achselhölen zu finden sind.

Diese Gefäße und Drüsen wirken nun nicht bloß durch todte und mechanische Kräfte, wie man lange glaubte, sondern sie besitzen eine sehr ausgezeichnete Lebenskraft, Irritabilität und Sensibilität (oder Nervenkraft), welches leztere theils die Menge der sich in den Drüsen verbreitenden Nerven, theils der große Einfluß der Nervenfunctionen auf dies System, und umgekehrt der Einfluß dieses Systems auf die Nerven, unwidersprechlich beweisen. Man muß also bei der Bestimmung der Kraft dieses Systems theils die todte Kraft (die einfache Contractilität, Spannkraft oder den Tonus desselben) theils den Grad der Lebenskraft in Anschlag bringen, und alle Fehler, denen die Lebenskraft in andern Systemen unterworfen ist, als z. E. Erethismus, Krampf, convulsivische Oscillation, Torpor, paralytischer Zustand, vermehrte und verminderte Reizfähigkeit, auch auf dieses System anwenden, und zur Erklärung seiner pathologischen Erscheinungen benutzen.

Was nun endlich die Bestimmung und Function dieses Systems betrifft, so ist dieselbe zweifach:

I. Absorption.

Es ist die Hauptpforte, durch welche alles, was unserm Blute beigemischt, und Bestandtheil von uns werden soll, eingehen muß — das allein abgerechnet, was sich in den Lungen dem Blute unmittelbar aus der Atmosphäre beimischt.

Diese Absorption ist vierfach:

1. Die Absorption im Speisekanal. — Der ganze Kanal vom Mund bis zum After ist voll von solchen einsaugenden Mündungen. — Folglich alles, was Nahrung heißt, geht dadurch in uns über.

2. Die Absorption der Haut und der Lunge. — In beiden Organen finden sich unzählige dieser Gefäße. Dadurch geht also alles, was die Haut aus der Atmosphäre, und vieles, was die Lunge daraus aufnimmt, in uns über.

3. Die Absorption der innern Hölungen. — Dadurch wird der beständig exhalirende Dunst wieder aufgenommen, und wäßrigte Anhäufungen verhütet.

4. Die Absorption aus den kleinsten Endigungen der Gefäße und Zwischenräumen des Zellgewebes. Dahin gehört die

wichtige Absorption aus allen Eingeweiden, Absonderungsorganen, Muskeln u. s. w.

Der Zweck dieser letztern scheint vielfach zu seyn:

a. Die zur Ernährung überflüssige Lymphe wieder aufzunehmen und zu dem Blute zurückzuführen, also das Geschäft der Nutrition zu reguliren.

b. Das abgenuzte, unbrauchbare, verdorbne aufzunehmen und zurückzuführen, damit es bald excernirt werden kann. Besonders scheinen hierzu die absorbirenden Gefäße in den Secretionseingeweiden, Leber, Nieren u. s. w., zu dienen, um das, was in d.esen Organen nicht abgesondert werden konnte, immer andern zuzuführen. Die Absorption der Galle in der Gelbsucht, der Milch in den Brüsten geben hievon Beispiele. Ja es ist höchst wahrscheinlich, daß hierzu unmittelbare Verbindungen dieser Gefäße zwischen verschiedenen Organen statt finden, wodurch Säfte von einem zum andern geleitet werden, ohne erst dem Blute beigemischt zu werden, so z. B. die Absorption beim Diabetes.

c. Krankheitsstoffe und Materien einzusaugen und fortzuführen, die pathologische Absorption, wie wir dies beim Eiter oft deutlich wahrnehmen. Die meisten Metastasen scheinen auf diese Art zu geschehen, daher fallen sie so oft auf die Drüsen, d. h. der durch die resorbirenden Gefäße aufgenommene Krankheitsstoff wird in den Drüsen aufgehalten, und erregt krampfhafte Einsperrungen und Stockungen.

II. Die Assimilation und Präparation der Säfte.

Das lymphatische System ist nicht allein die Eingangspforte für alle Bestandtheile unsers Körpers, nicht bloß ein passives Vehikel ihres Uebergangs ins Blut, sondern auch die erste Instanz ihrer Assimilation und Animalisation. — Dies ist der hauptsächliche Zweck der unzähligen Drüsen, der Menge Nerven, der specifischen Lebenskraft dieses Systems, und es gehört in diesem Betracht zu den wichtigsten Secretionsorganen unsers Körpers. Hier sollen die in uns aufgenommenen Bestandtheile die fremden heterogenen Eigenschaften verlieren, und den Karakter der Animalität immer mehr erhalten, sie sollen aus der todten chemischen Welt den ersten Schritt in die organische belebte thun, um dann desto leichter in wahres Blut umgewandelt werden zu können.

Hierdurch bekommt das lymphatische System eine Hauptstelle unter den, den Gehalt und die Qualität unsers Ganzen bestimmenden, Organen.

Aus dieser Darstellung erhellt, von welchem erstaunlichen Einfluß dieses System auf alle Functionen und auf die Beschaffenheit der Kräfte sowohl als Materie seyn, und wie wichtig besonders Fehler desselben auf die ganze Oeconomie wirken müssen. — Ich will nur an folgendes erinnern:

1. Die Sanguification hängt davon vorzüglich ab, und Fehler des absorbirenden Systems können allein schon Dyscrasien, schlechte Bindung des Bluts, Schärfen, veranlassen.

2. Die Nutrition wird auf doppelte Art dadurch bestimmt. Einmal indem es alles, was uns nähren soll, aufnimmt; und ihm den ersten Grad von Animalität giebt. Zweitens indem es die übermäßige Anhäufung der Lymphe hindert, und auch das verdorbene und unnütze wegnimmt. — Es können also durch Fehler dieses Systems Abmagerung, Atrophie, aber auch übermäßige Vergrößerung einzelner Theile, schwammichte Zunahme, seröse und lymphatische Extravasate, Physcone, Fettsucht, veranlaßt werden. Auch fehlerhafte Anhäufung dieses oder jenes Bestandtheils in einem Theil z. E. der Knochenmaterie, der Phosphorsäure ꝛc. in den Knochen entstehen oft daraus.

3. Die Reinigung unseres Körpers, nicht allein durch Zuführung, sondern auch durch Abführung des verdorbnen und schädlichen. — Folglich kann hierin allein der Grund von Schärfen mancherlei Art, Reitzungen der festen Theile, Kachexien, Gelbsucht, Hautkrankheiten, Wassersucht u. dgl. liegen.

4. Das Gleichgewicht der Circulation. — So entstehen durch Fehler dieses Systems sowohl Congestionen als Hemmungen.

5. Das Entwicklungsgeschäft. — Es ist unstreitig hauptsächlich das Geschäft des Lymphsystems. Bei jeder Stufe der Entwicklung sehn wir Erscheinungen einer vermehrten Thätigkeit dieses Systems, oft Drüsenanschwellungen, (gewöhnlich Wachsknoten genannt), Spannungen, schmerzhafte Affektionen, leichte Entzündungen, entstehen; ja oft bedeutende Krankheiten desselben entweder ausbrechen, oder auch verschwinden.

Aus dem oben gesagten ergeben sich nun auch die enthaltenen Stoffe in diesem System, die man gewöhnlich zu unbestimmt unter dem Namen Lymphe begreift. Sie sind nämlich

1. Die durch den Darmkanal zugeführten gröbern Nahrungstheile.

2. Die aus der Atmosphäre eingesogenen feineren Bestandtheile.

3. Die überflüssigen und abgenutzten Theile unsers Selbst, welche wieder eingesogen wurden, und also gar häufig auch krankhafte Stoffe.

Auf diese enthaltenen Stoffe muß durchaus Rücksicht genommen werden, wenn wir über die fehlerhafte Beschaffenheit dieses Systems und über ihre Ursachen recht urtheilen wollen. Man begeht häufig den Fehler, daß man bloß auf die Gefäße und ihre Kräfte bei Erklärung der Krankheiten eines Systems Rücksicht nimmt, und die Contenta, die doch gewiß ebenfalls gar sehr den Zustand des Systems bestimmen, darüber ganz vergißt. Ehemals in den Zeiten der Humoralpathologie sah man bloß auf diese, und das war Unrecht; die neuere Nervenpathologie sieht blos auf jene, und dies ist eben so sehr Unrecht. Nur die Verbindung beider Rücksichten kann uns erst eine vollständige Kenntniß des Ganzen geben.

Zweites Kapitel.

Entfernte Ursachen der Skrofelkrankheit.

Ich mache nun den Uebergang auf unsere gegenwärtige Untersuchung, die Erforschung der entfernten Ursachen der Skrofeln. Auch dieser fehlerhafte Zustand des lymphatischen Systems kann sowohl durch Fehler der festen Theile und Kräfte, als auch durch Fehler der darin enthaltenen Flüssigkeiten, des Chylus und der Lymphe, veranlaßt werden, und man kann alle, die Skrofeln veranlassenden, Ursachen nach meiner Meinung in drei Klassen bringen.

1. Alles, was den Ton und die Lebenskraft der Faser überhaupt, besonders aber des Lymphsystems, bedeutend herabstimmen und erschlaffen kann.

2. Alles, was die Irritabilität und Sensibilität des Lymphsystems in einen widernatürlich gereizten Zustand zu versetzen oder torpid zu machen, und folglich die wichtigen Secretionen dieses Systems zu alteriren vermag.

3. Alles, was den Stoff zu einem schlechten Chylus oder Lymphe geben kann; also die Fehler der Nahrungsmittel und der Luft — denn beide ge-

geben Materialien dazu — ferner die Fehler in dem Geschäfte der Aufnahme selbst, nemlich in der Verdauung, Lungen- und Hautresorption.

Nun die Ursachen insbesondere, von denen die Erfahrung gezeigt hat, daß sie die Skrofelkrankheit erzeugen können. Am schicklichsten lassen sie sich nach dem gewöhnlichen Unterschiede in prädisponirende und Gelegenheitsursachen abtheilen, nur mit einiger Bestimmung. Diejenigen nemlich, welche hier prädisponirende heißen, sind nicht blos solche, welche die Empfänglichkeit zu der Krankheit geben, sondern die meisten von ihnen können, wenn sie lange und stark genug fortwirken, die Krankheit selbst, und zwar nicht blos die Skrofelanlage, sondern auch die wirklich ausgebrochene Skrofelkrankheit, hervorbringen, und könnten also mit mehr Recht Grundursachen heißen. — Die hier sogenannten Gelegenheitsursachen hingegen sind nicht solche, welche allemal hinzukommen müßten, wenn die Krankheit entstehen sollte, sondern sie vermögen nur den Uebergang des ersten unbemerklichen Stadiums (der Skrofelanlage) in das zweite, die ausgebrochne Skrofelkrankheit, zu erleichtern und zu beschleunigen, und könnten also vielmehr excitirende oder erweckende heißen.

I. Die prädisponirenden und Grundursachen.

1. Erbschaft.

Eltern, welche an dieser Krankheit leiden, zeugen auch Kinder, die eine skrofulöse Anlage haben, ja bei denen

denen oft sehr frühzeitig die Skrofelkrankheit selbst zum vollen Ausbruch kommt. — Man hat dies in Zweifel ziehen wollen, aber leider spricht die Erfahrung so laut für diesen Uebergang, daß man schlechterdings davon überzeugt seyn muß. — Mir sind nicht nur einzelne Fälle der Art bekannt, sondern wirklich ganze skrofulöse Familien, wo schon seit 2 — 3 Generationen die Skrofelkrankheit immer fort geherrscht, und sich von den Eltern nicht etwa bloß auf ein, sondern auf sechs und acht Kinder fortgepflanzt hat. In Ländern, wo diese Krankheit allgemein ist, z. B. in England, ist man davon so überzeugt, daß es eine Hauptrücksicht bei der Wahl einer Gattin ist, ob sie skrofulös ist oder nicht. Auch ist diese Erblichkeit nicht zu verwundern, da diese Krankheit doch ursprünglich eine Krankheit der Konstitution sowohl der Fasern als Kräfte ist, und diese bekanntlich durch die Zeugung mitgetheilt werden kann, so wie die Anlage zum Stein durch erblich mitgetheilte Schwäche der Nieren.

Ja, nicht bloß Anlage, sondern wirklich schon ausbrechende Skrofelkrankheit kann ein Kind mit zur Welt bringen; davon folgende Beweise:

a. Die so fürchterliche und oft gleich in den ersten Tagen sich zeigende Ophthalmia neonatorum, die nach meiner Erfahrung sehr oft skrofulös ist.

b. Ueble Ausschläge, Exulcerationen, fließende Ohren, welche oft gleich nach der Geburt entstehen, und die ich oft für skrofulöse Produkte zu halten Ursache fand. Von leztern ist mir ein Beispiel bekannt, wo das Kind sie gleich von der Geburt an hatte, und auch Zeitlebens behielt. Auch der von Herrn Osiander bemerkte Pemphigus neonatorum gehört vielleicht hieher.

c. Auch Drüsenverhärtungen und wäßrige Geschwülste entstehen sehr oft gleich nach der Geburt, und sind skrofulöser Abkunft.

d. Selbst die Spina bifida kann mit zur Welt kommen und ist sehr häufig skrofulöser Natur.

e. Die sehr üble, zuerst in Frankreich und nun auch in England und Teutschland bemerkte Krankheit, Verhärtung des Zellgewebes, welche eigentlich bloß eine Krankheit der neugebohrnen Kinder ist, und in einer eigenen Desorganisation des Zellgewebes der Haut, besonders am Unterleibe, besteht. Ich halte sie für ein skrofulöses Uebel, worinn mich theils die den Skrofeln so eigene lymphatische Verdickung, theils der Umstand bestärkt, daß sie erst seit der Zeit, wo die Skrofeln häufiger worden sind, und eben in den Ländern, wo sie am häufigsten sind, erscheinet. Noch kürzlich wurde bei einem vierteljährigen Kinde Lungen und Gekröß voll von verhärteten Skrofelknoten gefunden, wie mir ein geschickter Arzt meldete.

Doch folgt hieraus nicht, daß der Abkömmling skrofulöser Eltern allemal die wirkliche Skrofelkrankheit bekommen müsse. Er kann die volle Anlage dazu haben, und dennoch durch gute Lebenskraft, durch gute

Erziehung und andere zufällige Umstände sie überwinden.

II. Geschlecht und Lebensalter.

Die Erfarung lehrt, daß das kindliche Alter und das weibliche Geschlecht am meisten zu dieser Krankheit disponirt sind; und dies wird sehr begreiflich, wenn wir bedenken, daß bei beiden von Natur ein höherer Grad von Schlaffheit und Reizfähigkeit herrscht.

III. Schwäche der Eltern.

Auch davon bin ich durch Erfarung überzeugt worden, daß nichts so leicht, schon bei der Entstehung, den Kindern die Skrofelanlage mittheilen kann, als ein geschwächter Zustand der Eltern, besonders ihrer Zeugungskraft. — Also am häufigsten die Folgen der Onanie oder venerischer Ausschweifungen. Alle die, welche erst nach Verschwendung ihrer besten Kräfte, und nachdem sie die erste Hälfte ihres Lebens allen Arten der Ausschweifung gewidmet hatten, an den lieben Ehestand dachten, hatten nach meiner Beobachtung meistens eine skrofulöse Nachkommenschaft zum Lohn. — Hieraus folgt, daß die allerdings Recht haben, welche venerische Ausschweifungen und venerische Krankheiten der Eltern als entfernte Ursachen der Skrofeln bei den Kindern ansehen. Nur muß man nicht immer das venerische Gift, sondern die Ausschweifung selbst, und die damit so wie mit der Krankheit verbundene Schwächung der Zeugungskraft, als Ursache betrachten, und fast scheint mir die Onanie hierzu noch mehr beizutragen. Man muß wirklich nicht sehen wollen, wenn man diesen Zusammenhang nicht in der täglichen Erfarung wahrnimmt. — Es ist wohl nicht schwer einzusehen, daß von solchen Eltern die erste Anlage des Kindes, seine ganze Organisation, einen Karakter der Schwäche und Schlaffheit erhalten muß, woran vorzüglich das Lymph- und Drüsensystem viel Antheil nimmt.

Das nemliche habe ich auch bemerkt, wenn die Eltern und besonders der Vater schon ein hohes Alter bei der Zeugung des Kindes hatten. Gewöhnlich entstehen da Kinder mit skrofulöser Anlage, die sich auf eben die Art erklären läßt.

IV. Venerische Krankheit der Eltern.

Meine Erfarungen haben mich überzeugt, daß die Skrofelkrankheit häufig nichts anders ist, als ein Produkt der Syphilis in der zweiten Generation, eine durch den Zeugungsprozeß übertragene und umgewandelte Syphilis — eine Lues larvata. — Ich habe so oft von syphilitischen Eltern Kinder geboren werden gesehen, die gleich mit der Geburt, oder kurz nachher, alle Zeichen der Skrofelkrankheit darstellten; die Skrofelkrankheit ist erst seit Einführung der Lues allgemeinere Krankheit geworden; und noch jetzt sind sie in den Gegenden und Orten am häufigsten, wo die venerische Krankheit herrscht. Selbst die Symptomen der Skrofelkrankheit haben eine auffallende Aehnlichkeit mit denen einer eingewurzelten Syphilis. Eben so die Behandlung; keinem Mittel weichen sie so schnell als dem Quecksilber. — Auch ist es sehr begreiflich, daß eine Krankheit, die, wie die Syphilis, im Lymphsystem ihren Hauptsitz hat, und eine eigne specifische Desorganisation desselben, selbst mit specifischer Reproductionskraft verbunden, erzeugt, eben diesem System des werdenden Geschöpfs einen kranken und geschwächten Zustand mittheilen müsse, der eben der Grund der Skrofelkrankheit ist. Ohne also einen wirklichen unmittelbaren Uebergang des venerischen Gifts in die erste Schöpfung und Bildung des Keims anzunehmen, läßt sich schon auf dynamischem Wege eine solche pathologische Einwirkung der venerischen Vergiftung auf die Organisation des Foetus als möglich, ja als nothwendig, darthun.

V. Schlechte unverdauliche und rohe Nahrung in der ersten Periode der Kindheit.

Unter dem Namen, Roh, Crude, verstehe ich jede Nahrung, die schwer zu assimiliren und in unserer Natur zu verwandeln ist, also auch in unsern Säften immer etwas heterogenes und crudes erhält.

Zu dieser fehlerhaften und skrofelerzeugenden Nahrung rechne ich folgendes:

1. Das künstliche Auffüttern der Säuglinge ohne Mutterbrust.

Gewiß die größte Sünde gegen die Natur, der größte Eingriff in ihre Rechte, und der unnatürlichste Zustand, in den man ein Kind versetzen kann. — Leider! daß er oft durch die traurige Nothwendigkeit geboten wird. Fast immer habe ich bemerkt, daß solche Kinder mehr oder weniger Anlage zu den Skrofeln bekamen; und das auf folgende Art:

a. Die Natur hat uns bestimmt, nicht todte, sondern belebte, nicht Thiermilch, sondern völlig animalisirte Menschenmilch zur ersten Nahrung zu erhalten. Ich halte es für einen sehr wesentlichen Unterschied besonders für das Kind, die Milch unmittelbar aus der Mutterbrust, oder nachdem sie schon einige Zeit den belebten Körper verlassen, ja wohl gar gekocht worden, zu genießen. Die Milch besitzt außerordentlich viel Vitalität, — wahrscheinlich nächst dem Saamen und der Galle unter allen aus dem Blute abgesonderten Säften am meisten. Den besten Beweis davon giebt die blitzschnelle Wirkung der Gemüthsaffekten auf Milch und Galle, welche in nichts anderm besteht, als in einem veränderten Einfluß der Lebenskraft auf diese Secreta und eine dadurch augenblicklich veränderte Mischung und Verbindung ihrer Bestandtheile. Die Gegenwart oder Abwesenheit der Vitalität macht einen eben so wesentlichen Unterschied bei der Milch, als z. B. bei dem Saamen, wo es in Absicht der Zeugung etwas ganz anders ist, ob der Saamen unmittelbar aus einem belebten Körper in einen andern übergeht, oder erst nachdem er eine Zeitlang von dem belebten Körper getrennt war. — Durch die beiwohnende Vitalität erhält die Milch hauptsächlich die innige Mischung und Bindung ihrer Bestandtheile, mehr Homogenität mit dem Kinde, leichtere Verdaulichkeit, und einen weit höhern Grad von stärkender und restaurirender Kraft. — Man sehe doch nur, mit welcher Begierde das Kind an seiner Mutter Brust fällt, mit welchem sichtbaren Wonnegefühl es sie saugt, wie es davon in den ruhigsten, erquickendsten Schlaf verfällt, wie sichtbar es dabei gedeiht; da hingegen die künstliche Nahrung von der noch so sorgfältig gewärmten und erneuerten Thiermilch nie mit diesen wohlthätigen Wirkungen begleitet ist, und die Kinder dabei immer das erste Jahr hindurch dürftig, schwächlich und elend bleiben!

Warum verträgt ein schwacher Hecktikus, dessen Verdauungskraft schon sehr herunter ist, die Milch, die er unmittelbar aus einer Ziege oder Eselin saugt, oder wenigstens unmittelbar nachher noch warm trinkt, so vortreflich, da ihm hingegen die nämliche Milch, eine Stunde später genossen, die beschwerlichste Verdauung, Angst, Magendrücken u. s. w. zuzieht? — Offenbar liegt dieser so auffallende Unterschied in dem Karakter der beiwohnenden Vitalität *). Sobald diese durch die Tren-

*) Man erlaube mir diesen Ausdruck. Ich bin überzeugt, (und verweise hierüber auf meine Ideen über Pathogenie und Einfluß der Lebenskraft auf Erzeugung der Krankheiten. Jena) daß sich kein Theil unsers Körpers, so lange dieser lebendig ist, er mag nun übrigens fest oder flüssig seyn, ohne Antheil von Lebenskraft denken läßt, und also auch Blut und seine secreta (so lange sie noch nicht excreta sind) als belebt angenommen werden müssen. Man denke nur nicht immer unter Lebenskraft Bewegungskräft, und erinnere sich, daß es

nung vom Lebendigen verlohren geht, so wird auch zugleich die spezifische innige Mischung und Verbindung der Bestandtheile aufgehoben, die den organischen oder belebten Karakter der Materie ausmacht; sogleich fangen die rein chemischen Gesetze und Affinitäten der todten Natur an die Oberhand zu gewinnen, und die Bestandtheile diese Verbindungen einzugehen, d. h. die Milch fängt an sich zu zersetzen. — Was hat eigentlich die Natur bei dem Geschäft des Säugens für eine andere Absicht, als das Kind, das so lange ein wirklicher Theil der Mutter war, noch einige Zeit in einer animalischen Verbindung mit derselben zu erhalten, und besonders ihm einen Chylus mitzutheilen, der durch vorhergegangene Mischung mit dem Blute in dem Körper der Mutter den Grad von Animalisation erhalten hat, den ihm der schwache Körper des Kindes

auch lebende und todte Knochen, lebende und todte Pflanzen giebt. Beiwohnende Vitalität ist in chemischer Rücksicht, als eine eigne, aber höhere Temperatur in Beziehung auf Fluida zu betrachten, wodurch eben sowohl Verbindungen und Affinitäten verändert werden, als durch verschiedene Temperatur der Wärme.

(Dieß schrieb ich vor 25 Jahren noch mit einiger Schüchternheit, obwohl mit der vollkommensten innern Ueberzeugung, weil damals noch niemand von belebter Flüssigkeit, ja nicht einmal von belebtem Blut, etwas hören wollte. Wie sehr haben sich seitdem die Ansichten geändert! — Mit Freuden sehe ich diese Meinung nun allgemein angenommen und den Begriff des Lebens zu seiner wahren Allgemeinheit und Hoheit erhoben.)

nicht zu geben vermag? Hierzu ist also eben die beiwohnende Animalität nöthig, und wenn wir einem Kinde Milch erst nach der Trennung vom Lebendigen geben, so kann sie diesen Zweck nie in dem Grade erfüllen, und wird immer als etwas heterogenes und todtes in ihm wirken.

b. Man vergißt, daß die Thiere, von denen wir gewöhnlich die Milch nehmen, bloß von Gras und Kräutern leben, und also ihre Milch einen weit vegetabilischern Karakter hat, als die Menschenmilch, bei der beide Nahrungsmittel zusammen kommen. Die Folge ist mehr Neigung zur Säure nicht allein im Darmkanal, sondern auch im Chylus selbst, mehr Reiz, Verstopfung, und alle Wirkungen der Säure, wovon gleich mehr.

c. Die Action des Säugens selbst macht hier einen wichtigen Unterschied; sie ist dem Kinde bestimmt zur bessern Verdauung seiner Nahrung. Die Wirkung des Saugens der Nahrung nemlich ist, daß sich ihr im Munde schon der Speichel inniger beimischt, und sie folglich schon da eine gewisse Assimilation erhält, die sie denn weit verdaulicher und homogener macht. Dieser Nutzen geht ganz verloren, wenn man Kinder ihre Nahrung aus Löffeln oder Gläsern trinken läßt. — Selbst bei Erwachsenen zeigt sich dieser Umstand. Leute mit schwachen Magen vertragen deshalb getrunkene Nahrung, Suppen u. dgl. weit schlechter, als gekauete; denn daß die Wärme der Suppen die einzige Ursache davon wäre, wie man oft glaubt, ist schon deswegen ungegrundet, weil ja auch das kalt genossene Fluidum sehr bald die nämliche Wärme im Magen erhält.

d. Nun denke man hinzu die Unordnungen, die beim künstlichen Auferziehen fast gar nicht zu vermeiden sind, die bald zu warme bald zu kalte, bald zu alte und schon halb zersetzte Nahrung; — vorzüglich die Milch von verschiedenen Subjecten, ein sehr nachtheiliger Umstand,, da doch jedes seinen besondern specifischen Karakter hat. Nicht zu gedenken, daß so ein Thier krank seyn kann, ohne daß man es weiß, wodurch die Milch wieder schädliche Eigenschaften bekommt. — Und endlich, da solche Milch das Kind nie in dem Grade sättigt und nährt, so ist man genöthigt, sein Schreien durch andere consistentere breiartige Nahrung zu stillen, und das ist eine neue Quelle von Uebeln.

Aus allem dem erhellt, glaube ich, zur Gnüge, daß das künstliche Auffüttern eine Hauptquelle des schlechten Chylus und der Skrofelkrankheit ist. Und wenn es ja die Umstände unvermeidlich machten, so würde ich wenigstens rathen, die Milch von der Ziege unmittelbar oder wenigstens gleich nach dem Melken noch warm, und saugend trinken zu lassen *). Oder warum hat man nicht schon Eselsmilch dazu versucht, die der Menschenmilch am analogsten zu seyn scheint, und selbst dem schwächsten Magen eines

*) Hierüber verdient nachgelesen zu werden, Herrn Zwierleins lehrreiche Schrift: die Ziege, als beste und wohlfeilste Säugamme.

Hectischen verdaulich ist? — Immer aber ist es bei einer solchen Auferziehung nothwendig, leichte Bouillons, und Eydotter in Wasser zerrührt, dabei nehmen zu lassen; um den vegetabilischen säuerlichen Karakter der Thiermilch zu verbessern.

2. **Alle grobe, schwere, nicht fermentirte Mehlspeisen, (Mehlbrei, Mehlklöße) Hülsenfrüchte, Kartoffeln (in Menge genossen).**

Alles Mehl, was nicht durch Fermentation und Backen verdaulich gemacht ist, erzeugt einen zähen, schleimigten, nicht gut assimilirten Chylus, erregt also leicht gehinderten Durchgang durch die zarten Milchgefäße und Stockung. — Dahin gehört auch unstreitig der zu frühzeitige und häufige Genuß der Kartoffeln. Ich habe in allen den Gegenden, wo sie mit zur ersten Kinderkost gehören, sehr häufig Skrofeln gefunden.

3. **Nahrungsmittel, die zu wäßrig, vegetabilisch, Nahrungsarm und kraftlos sind.** Sie schaden theils durch Schwächung, theils durch Säureerzeugung.

4. **Das abscheuliche Branteweintrinken der Kinder.**

5. **Die Gewohnheit, Kindern in den ersten Jahren zu vielerlei Nahrungsmittel durcheinander zu geben,** und sie alles mitgenießen zu lassen, was den Erwachsenen schmeckt. Sie erzeugt verdorbene Verdauung und schlechten Chylus.

6. Selbst das **zuviel** gehört hieher. Die Gewohnheit, die Kinder, troz alles oft sehr vernünftigen Widerstrebens, vollzustopfen, erzeugt die übelste Verdauung und Krudidäten, und kann zu Skrofeln Veranlassung geben.

Alles bisher gesagte finden wir vereint in der **unehelichen Zeugung**, und wir können diese also mit Recht als die fruchtbarste Mutter der Skrofelkrankheit betrachten. Mangel an mütterlicher Pflege, an mütterlicher Milch, ärmliche künstliche Ernährung, Verfütterung, Unreinlichkeit, vorhergegangene Ausschweifungen und Syphilis, treffen hier zusammen, um der auf diese Weise in die Welt gesetzten Nachkommenschaft gleich den Stempel dieser Krankheit aufzuprägen. Nach meinen Erfarungen habe ich fast noch nie ein uneheliches Kind ohne Skrofelkrankheit, wenigstens Skrofelanlage, gesehen.

VI. Ungesunde Luft.

Sie gehört zu den hauptsächlichsten und häufigsten Ursachen dieser Krankheit.

Die Luft, welche die Skrofeln am leichtesten hervorbringt, ist folgende:

1. Feuchte, naßkalte, lichtlose; daher findet man in den Wohnungen des Erdgeschoßes oder der Keller, besonders nach der Nordseite, immer die häufigsten Skrofeln, so auch an der Seeküste,

in engen Thälern, wohin kein Sonnenlicht dringt. Daher ist die Skrofelkrankheit mehr eine Krankheit des Nordens als des Südens, in den tropischen solarischen Gegenden äußerst selten. Daher so häufig an den Seeküsten, besonders in England, daher fast immer vorhanden bei Kindern, die in feuchten Kellerwohnungen aufwachsen. — Aehnlich wirken Gebirgsgegenden mit ihren engen feuchten Thälern und kalten Zugwinden. — Der Kropf, eine partielle Skrofel, hat offenbar eine solche klimatische Entstehung, und ist in allen Gebirgsgegenden eine endemische Krankheit, wozu allerdings noch die Anstrengung beim Bergsteigen, ähnlich der der Weiber bei der Geburtsarbeit, (wovon bekanntlich auch sehr häufig Kröpfe entstehen), und das Gebirgswasser viel beitragen kann. — Ja der Cretinismus, den ich für nichts anders als den höchsten Grad der Skrofelkrankheit halte, wobei der ganze Mensch, und selbst seine höhern Geistesorgane, Skrofel wird, ist nur in den tiefsten Thälern des Tyroler und Walliser-Landes zu Hause, und offenbar das Produkt jener feuchten, kalten, des belebenden Sonnenlichts ermangelnden, übermäßig carbonisirten, vielleicht noch auf unbekannte Art chemisch verdorbenen Luft.

Der Einfluß des Lichts und insbesondre des Sonnenscheins auf das Leben, auf die Verderbniß der Luft, und auf die Erzeugung der Skrofelkrankheit scheint mir überhaupt noch viel zu wenig gewürdigt zu werden. Ohne Licht kein höher entwickeltes, vollendetes Leben. Licht nur entwickelt Lebensluft. Lichtmangel hindert sogar das Entwickeln der Saamen, daher selbst der Mälzer es sorgfältig entfernt, um das Keimen zu verhüten. Jede Pflanze verbleicht und verkümmert im Dunkeln. Das Lymphsystem ist die eigentliche Pflanze im animalischen Organismus, die mit Millionen Wurzeln in die Außenwelt rankt, und aus ihr Nahrungs- und Lebensstoff einzieht, — das vegetative System. Muß dieses nicht zuerst, gleich der Pflanze, dieselben Nachtheile daher empfinden, und in seinem innern Leben depotenziirt, kraftlos, ausartend, werden? — Daher die Seltenheit der Skrofeln in den solarischen Ländern.

2. Sehr veränderliche, schnell wechselnde; daher in gebirgigten Gegenden viel Skrofeln.

3. Eingeschlossene carbonisirte und animalisirte Luft; daher ist die Krankheit so häufig in den Wohnungen der Armen, der Handwerker und Fabrikanten, wo die Luft durch das Zusammenleben zu vieler Menschen jene eigenthümliche Verderbniß erhält, die ich animalisirte Luft nenne, und die einen doppelten Karakter hat: Einmal positive Verderbniß, Uebersättigung mit animalischen, verdorbenen, nicht mehr lebensfähigen Stoffen; zweitens einen negativen, Entziehung der zum Leben nothwendigen belebenden Stoffe — des Pabulum vitae atmosphaericum. — Da-

her auch der große Unterschied, der in Absicht des Daseins der Skrofelkrankheit zwischen den Städten und dem Lande statt findet. Je größer und volkreicher die Stadt, je enger die Straßen und höher die Häuser, je mehr die Menschen über einander, nicht neben einander, wohnen, desto allgemeiner wird auch die Skrofelkrankheit seyn *).

Unglaublich ists, wie mächtig der Zustand der Luft auf Erzeugung der Skrofeln wirkt. Es geschieht dies theils, indem dadurch die Secretion der Haut und also die Reinigung des ganzen Körpers gehindert wird, (welches besonders von der feuchten und naßkalten gilt), theils indem dadurch Er-

*) Die Animalisation ist eine ganz eigenthümliche Luftverderbniß, keineswegs hinlänglich erklärt durch die gewöhnliche chemische Erklärung, Entziehung des Sauerstoffs und Uebermaaß von Kohlen- und Stickstoff. Denn hierzu gesellen sich nun noch die spezifischen Ausdünstungen und verdorbenen Stoffe, welche Produkte des höhern Lebensprozesses selbst sind, und noch den Karakter des abgestorbenen Lebens tragen, und ganz eigenthümlich tödtend auf das Leben zurückwirken, dergestalt, daß sich aus ihnen allein, bei einer höhern Potenziirung das Typhuscontagium erzeugen kann. Ja es ist mir sehr wahrscheinlich, daß auf diese Weise die Animalisation der Luft etwas dem Gift der Blausäure ähnliches erzeugt und ihr mittheilt, und dadurch eben jene höchst deprimirenden, ja paralisirenden Wirkungen, Ohnmachten, Krämpfe, Schlagflüsse, auf das Nervensystem hervorbringt, die wir bei eingeschlossenen zahlreichen Versammlungen bei Nervenschwachen Personen so häufig bemerken, ja die in der schwarzen Höhle den furchtbar schnellen allgemeinen Tod hervorbrachten.

schlaffung des Tons im Ganzen hervorgebracht, theils indem darinne die Belebung und Erfrischung der Lymphe durch das Resorptionsgeschäft der Haut aus der Atmosphäre gehindert wird.

VII. Alles, was den Darmkanal erschlafft, und die Verdauungskraft schwächt.

Hieher gehören vorzüglich folgende Skrofelursachen:

1. Das unvernünftige frühzeitige Thee- und Kaffeetrinken der Kinder, überhaupt alles in großer Menge genossene zu heiße Getränk.
2. Der übermäßige Gebrauch der gastrischen Methode; gar zu häufige Brech- Purgir- und Digestivmittel. Gewiß wird es damit sehr häufig versehen. Durch die unglückliche Gewohnheit, diese Mittel zu anhaltend zu gebrauchen, wird der Ton des Darmkanals fürchterlich geschwächt, und ist das einmal geschehen, so ist auch zur Schwäche des Milchsaftsystems und der Drüsen, und zur Erzeugung eines schlecht assimilirten und kruden Chylus und zur Skrofelkrankheit der Grund gelegt.
3. Krankheiten, die dies System besonders angreifen und entkräften, als langwierige gastrische und Schleimfieber, vor allen Dingen der Keichhusten, auf welchen sehr oft Skrofeln folgen.

VIII. Säure in den ersten Wegen.

Ich bin völlig überzeugt, daß diese eine sehr wichtige Ursache der Skrofeln seyn kann, und des-

we-

wegen die größte Aufmerksamkeit verdient. Wenn sich bei einem Kinde häufig Säure in den ersten Wegen erzeugt; so ist die unvermeidliche Folge, daß auch die Assimil 'ion des Chylus schlecht geschieht, und daß er etwas von jener Eigenschaft annimmt. Die Folge davon ist, daß nun das absorbirende System, von diesem rohen acescirenden Chylus mehr gereizt, hie und da krampfigt zusammengeschnürt und also verstopft wird. — Man wird daher gewöhnlich finden, daß Kinder, die lange an Säure gelitten haben, auch an Skrofeln zu leiden anfangen, und man sieht hieraus, daß wirklich säuretilgende Mittel die trefflichsten Mittel seyn können, die Skrofelkrankheit zu verhüten und ihre Ursache zu entkräften.

IX. Würmer und Wurmschleim.

Sie veranlassen sehr häufig Skrofeln, und zwar auf doppelte Art: Einmal durch den schlechten schleimigten und scharfen Chylus, der dabei erzeugt wird, und zweitens selbst durch die Reitzungen und Krämpfe, welche die Würmer im Verdauungssystem verbreiten. — Die Erfarung zeigt nur zu häufig, daß Skrofeln und Würmer unzertrennliche Gefährten sind.

X. Misbrauch des Opium und der narkotischen Mittel im kindlichen Alter, und unvollkommne Krisen.

So sehr ich, was ich an andern Orten gezeigt habe, ein Freund und Verehrer der Opiatmittel bin, wo sie zur rechten Zeit und am rechten Orte angewendet werden, so glaube ich doch, daß nichts verderblicher für Kinder seyn kann, als ein zu häufiger und starker Gebrauch derselben, und daß außer vielen andern nachtheiligen Folgen für die Nerven- und Seelenkraft auch die Anlage zu krofeln dadurch bewirkt werden kann. — Dies kann auf folgende Art geschehen:

1. Indem dadurch die Verdauungskraft und Irritabilität des Darmcanals gar sehr geschwächt wird. Es entsteht also schlechte Chylification. So gut wie dem Darmkanal wird nun auch dem absorbirenden System ein gewisser Torpor mitgetheilt, und dessen Resorptionskraft geschwächt. Die Folge davon ist ein schlechter Chylus, mangelhafte Bewegung in den Milchgefäßen und Drüsen, schlechte Secretion. Nicht allein das zu viel, sondern auch das zu wenig der Irritabilität kann hier schaden.
2. Indem dadurch gar leicht unvollkommne Krisen bewirkt werden; — Ein Umstand, auf den ich gerne in den jetzigen Opiumsgünstigen Zeiten recht viel Aufmerksamkeit erwecken möchte, und der sich auf eine der wichtigsten Lehren der Pathologie gründet. — Man mag Humoral- oder Nervenpatholog seyn, so wird man doch zugeben müssen, daß die Ideen von Crise und Coction in Krankheiten tief in der Natur der thierischen Oekonomie gegründet und wahrlich nicht aus der Luft gegriffen sind. Das Wesen der Krankheit besteht nemlich in der lebendigen Reaction gegen den Krankheitsreiz, und der ganze glückliche Erfolg hängt ab von dem gehörigen Verhältniß zwischen Reaction und Reiz, (dies Wort im weitesten Sinn

genommen, nicht blos in der Materie, sondern auch in den Kräften kann der Reiz liegen). So wie bei allen Operationen der Natur, also auch hier ist nicht bloß intensive, sondern extensive Wirkung nöthig, um diesen Reiz zu heben, d. h. es gehört eine gewisse Quantität und Dauer der Bearbeitung des Krankheitsreizes dazu (die sich nach der Natur und dem Grade desselben richten muß) wenn er vollkommen überwältigt, ausgestoßen, oder vernichtet werden soll. Es giebt also Zeitpunkte in Krankheiten, wo die Reaction diesen Punkt erreicht hat, oder nicht, oder, welches nach meiner Meinung nichts anders sagt, es giebt Zeitpunkte der Crudität, der Coktion, der Crise in Krankheiten, und folglich ist diese Lehre von den Temporibus in Krankheiten (nach dem Ausdruck der Alten) gar nicht ungegründet oder dem Praktiker unwichtig. Nur durch die vollkommen durchgeführte und regelmäßige Reaction wird vollkommne Krise, d. h. vollkommen wieder hergestelltes Gleichgewicht, das durch den Reiz aufgehoben war, möglich. Nun kann man aber die Reaction wegnehmen oder doch wenigstens äusserst schwächen, z. E. eben durch Opium und narkotische Mittel, ohne die Ursache derselben, den Reiz, gehoben zu haben. Hier hören zwar die Phänomene auf, oder nehmen ein anderes Schema an, aber der Krankheitsreiz bleibt, und man hat im Grunde weiter nichts gethan, als daß man sich das beste Mittel zur glücklichen Bearbeitung, die Gegenwirkung der Naturkraft selbst, geraubt hat. Dies ist mein Begriff von unvollkommner Krise; die Reaction der Natur hört auf, oder nimmt eine andere Form an, der Krankheitsreiz bleibt. Durch eine solche unvollkommne Krise kann nun eine hitzige Krankheit in eine chronische, eine allgemeine in eine topische, eine schnell heilbare in eine schwer zu heilende oder gar unheilbare verwandelt werden; und besonders kann dabei äusserst leicht ein Krankheitsstoff oder Reiz in dem lymphatischen und Drüsensystem fixirt werden. — Diese unvollkommne Krise ists, die man bei Kindern, wo die Reaction an sich schon weniger kraftvoll zu seyn pflegt, gar leicht durch zu häufig oder unzeitig gegebene Opiatmittel erregen kann, und auf diese Art ist es, glaube ich, leicht einzusehen, wie durch diese Mittel Skrofeln als Metastase oder Metaschematismus hitziger und anderer materieller Krankheiten entstehen können.

Ich habe schon mehrere Beobachtungen gemacht, die mir dies bewiesen haben, und ich glaube, daß, wenn man sich die Mühe nehmen wollte, mehr darauf zu sehen, man gewiß öfterer finden würde, daß auf Krankheiten der Kinder, bei denen man die Reaction gar zu sehr durch Opiatmittel unterdrückt hat, sehr gern Skrofeln folgen.

XI. Zu vieles Sitzen und Mangel der Bewegung.

Eine Hauptursache der höchsten Erschlaffung und der Skrofelkrankheit bei Kindern. — Beständiger

Trieb zur Bewegung ist den Kindern eingepflanzt, sie ist ihnen eben so natürlich und nothwendig, als Essen und Trinken. Denkt man sich nun die Erziehungsart, wo die Hauptkunst darin besteht, die Kinder ans Sitzen zu gewöhnen, d. h. ihnen die Kindernatur zu nehmen, so kann man leicht begreifen, wie diese Methode, diese unglückliche und unnatürliche Sitzsamkeit, die Quelle unzähliger Uebel, und außer den Nervenkrankheiten, Krümmungen des Rückgrads u. s. w. auch der Skrofelkrankheit werden können, welches die Erfarung nur gar zu häufig bestätigt. — Kinder, die den ganzen Tag in freier Luft herumspringen, bekommen sehr selten Skrofeln.

XII. Unreinlichkeit, vernachlässigte Hautkultur.

Hierzu rechne ich die unreine nicht erneuerte Luft, das unterlassene Waschen und Baden der Kinder, die nicht erneuerte Wäsche. Auf folgende Art kann hiervon die Skrofelkrankheit entstehen. Einmal indem dadurch eine Menge verdorbner und schon excernirter Theile wieder resorbirt werden, und folglich das Lymphsystem mit verdorbnen scharfen Theilen angefüllt wird. Zweitens indem dadurch das wichtige Absonderungs- und Einsaugungsgeschäft der Haut gehindert, und das lymphatische System dadurch eines Zugangs beraubt wird, der ihm höchstwichtig ist. Drittens indem durch solche Vernachlässigung der Hautkultur der ganze Ton und die Lebenskraft der Haut gleich in den ersten Lebensperioden unterdrückt und geschwächt wird, eine der übelsten Arten topischer Schwächung, welche sich unausbleiblich dem ganzen Körper und besonders dem Lymphsystem mittheilt.

Diese Ursache der Skrofeln ist in meinen Augen so wichtig und durch Erfarung so sehr bestätigt worden, daß ich völlig überzeugt bin, die so sehr überhandnehmende Ausbreitung dieser Krankheit in neuern Zeiten sey vorzüglich auch diesem Umstand zuzuschreiben, daß man eben in den neuern Zeiten so ganz vom Baden und Waschen der Kinder abgekommen ist, und ich getraue mir zu behaupten, daß durch die Verbindung dieser Ursachen, einer schlechten Kost, feuchter Luft, Unreinlichkeit und sitzender Lebensart, jedem auch dem gesundesten Kinde die Skrofelkrankheit gemacht werden kann.

XIII. Zu warmes Verhalten der Kinder.

Die Gewohnheit, die Kinder von Anfang an in warme Federbetten und Wärmflaschen zu begraben, und sie immer in recht warmer Luft zu erhalten, bringt eine immer schwitzende Haut, eine fürchterliche Erschlaffung des ganzen Tons mit kränklich vermehrter Reizbarkeit, und auf diese Weise auch die Skrofelkrankheit hervor, wie dies die Erfarung hinlänglich bestätigt.

XIV. Zu frühzeitige Anstrengung der Geisteskraft.

Auch diese fehlerhafte Gewohnheit glaube ich mit Recht unter die Ursachen der Skrofelkrankheit rechnen zu können. — Die Zeit der Kindheit ist den körperlichen, nicht den geistigen Entwicklungen bestimmt; erst muß der Körper einen gewissen Grad von Stärke und Festigkeit erlangt haben, ehe man die Seele anstrengen kann. Kehrt man diese Ordnung um, so wird der Antheil von Lebens- und Nervenkraft, der jezt für das so wichtige Geschäft des Wachsthums und der körperlichen Entwicklung bestimmt war, diesen und besonders dem zunächst damit beschäftigten Lymph- und Drüsensystem entzogen, diese Organe folglich äußerst geschwächt, ihre Absonderungen gestört und deren Producte schlecht, die Lymphe verdorben, viscide, scharf oder unkräftig, und auf diese Art gestörte Nutrition, Entwicklung, Wachsthum und besonders Skrofelanlage bewirkt. — Dieser Fehler ist um so leichter möglich, da es unter die karakteristischen Eigenschaften der skrofeligten Constitution gehört, frühreife Seelenkräfte zu haben. Da freut man sich gewöhnlich über das frühkluge und außerordentliche Kind, sucht diese glücklichen Anlagen (die meist schon Krankheit sind, und nach allen Kräften gehindert werden sollten) aufs möglichste zu befördern, und durch Aufmunterung, Geistesübung und Unterricht ein rechtes Monstrum von Gelehrsamkeit herauszubringen; und alles dies hat geradezu die Wirkung, daß jene Skrofelanlage, die vielleicht durch eine entgegengesetzte mehr körperlich-thätige Erziehung noch zu verbessern gewesen wäre, nun vollends bestätigt und entwickelt wird.

XV. Zu frühzeitige Aufregung des Geschlechtstriebes, Onanie.

Es sind mir verschiedene Beispiele vorgekommen, wo sie gewiß den Grund zur Skrofelkrankheit gelegt hatte. Sie wirkt, wie die eben angeführte Ursache, durch Schwächung und Ableitung der Lebenskraft.

XVI. Anhaltende traurige Gemüthsbewegungen.

Kummer, Furcht, tyrannische Erziehung, Schrekken, Neid und Mißgunst, schwächen die Lebenskraft fürchterlich, unterhalten einen krampfhaften Zustand in den Gefäßen, und können eben so gut, wie sie Scirrhus und Krebs erzeugen, auch Skrofeln hervorbringen. — Ich bin überzeugt worden, daß eine unvernünftige, unterdrückende, durch Furcht und Schrecken wirkende, Erziehung, — besonders, wie gewöhnlich, mit Sitzen verbunden — zu der Skrofelkrankheit führen kann.

XVII. Die unvernünftig angewendete kalte und abhärtende Methode bei der Erziehung der Kinder.

So gut wie das zu warme Verhalten kann auch das gar zu kalte und harte den Weg zur Skrofelkrankheit bahnen. — In der Periode, wo man auf den Zuruf einiger englischen Aerzte, die einzige Stärkung in eiskalten Bädern, eiskalter Luft, unzureichender Bedeckung des Körpers fand, und den zarten Körper der Kinder auf eine so ganz heterogene und naturwidrige Art behandelte, war es nicht selten, Kinder durch diese heroische Stärkung in die Skrofelkrankheit gestürzt zu sehen. — Und dies ist wohl nicht zu verwundern, wenn wir bedenken, welcher gewaltsame Reiz dadurch erregt wird, welche Konstriction, Verengerung und krampfhafte Schnürung in den feinsten Lymph- und Drüsengefäßen, welche Schwächung am Ende des ganzen Systems, dadurch entstehen muß, die nothwendig Stockung zur Folge hat. — Gott Lob, daß man von diesem Vorurtheil jezt zurückkommt.

II. Erweckende oder Gelegenheitsursachen.

1. Die fortschreitende Entwicklung des Organismus.

Das Geschäft der Entwicklung, des Wachsthums, der Vervollkommnung und Ausbildung des Organismus, ist vorzüglich — wie oben gezeigt worden, — das Geschäft des Lymph- und Drüsensystems. — Wir bemerken gewisse Zeitpuncte, wo diese Operation gleichsam einen verstärkten Anstoß bekommt, und das lymphatische System in vermehrte Reizbarkeit und Thätigkeit versezt zu werden scheint. Sie heissen mit Recht Entwicklungsperioden, und der Antheil des lymphatischen Systems dabei zeigt sich oft ganz deutlich durch die da entstehenden natürlichen Drüsenanschwellungen, die man Wachsknoten nennt, und die mit der vollendeten Entwicklung wieder verschwinden. — Da nun der Stoff oder die Anlage zu den Skrofeln auch in diesem System liegt, so ist leicht einzusehen, daß diese natürlich vermehrte Reizung desselben auch jene krankhafte vermehren, den unbemerkten schlafenden Keim der Skrofelkrankheit erwecken und merklich machen, und so die Gelegenheitsursache derselben werden könne. — Wir bemerken daher, daß oft erst mit der Periode des Zahnausbruchs, des schnellern Wachsthums im 6ten 7ten Jahre, und der Mannbarkeit, plötzlich Skrofeln erscheinen, die man vorher gar nicht bemerkt hatte; nicht daß sie dadurch erzeugt, sondern nur erweckt worden sind.

Hieraus erklärt sichs auch, warum diese Perioden die gefährlichsten für das Verwachsen und die Krümmung des Rückgrats sind, welche so oft weiter nichts als Skrofelmetastase ist, und warum in der Zeit der Mannbarkeit und des schnellern Wachsthums die Gefahr der knotigten Lungensucht am größten ist.

Aber eben so, wie die Skrofelanlage durch diese natürliche Reizung des Lymphsystems erweckt werden kann, so kann sie auch eben dadurch, wiewohl in seltnern Fällen, wieder überwunden und ausgelöscht werden, und diese Epoken die Stelle einer Crisis vertreten, wobei sich die vorher merkliche Krankheit wieder verliert.

II. Die Jahreszeit.

Der Frühling ist nach meiner Erfarung eins der wirksamsten Entwicklungsmittel der Skrofeln. — Hier, wo die ganze Natur von einem neuen Lebensgeist durchweht wird, wo durch die wiederkehrende Wärme die ganze vegetabilische und animalische Welt in eine gewisse Turgescenz versezt wird, nimmt auch der menschliche Körper sichbar an dieser Revolution Antheil. Die Nerven bekonmen neuen Reiz — der sich z. E. in den Zeugungsnerven sehr deutlich äussert — man bemerkt in denSäften neue, unordentliche, verstärkte, oft fieberhafe Bewegungen; manche verborgene und figirte Krakheitsursache wird rege und wirksam, und besonder wird in dem Lymph- und Drüsensystem ein neuer Reiz und vermehrte Thätigkeit verbreitet; das neue physische Leben erzeugt ein neues pathologisches Leben. — Deswegen ist der Frühling ein so wichtiger Zeitpunkt für viele pathologische Generationen, Entwklungen und Metaschematismen; deswegen empfinden besonders skrofulöse Konstitutionen diesen Zeitpukt so genau. Oft schon bemerkte ich hier den ersten usbruch der Krankheit, und immer wurden bei scho Kranken, in dieser Periode die Drüsenanschwellunen, Ausschläge und andere Aeusserungen des Uebls stärker. Selbst bei denen, die lange schon nichs mehr von dem Uebel bemerkten, kommen doch hiewieder Symptomen zum Vorschein.

Bei manchen bringt ach die Sommerhitze, besonders mit Feuchtigkeit vrbunden, ähnliche Wirkungen hervor.

III. Mechanische Erschütterungen, Schläge, Fälle, Wunden, Verbrennungen ꝛc.

Alle diese äusserlichen Einwirkungen waren schon oft Veranlassung, daß di verborgene Skrofelkrankheit zum Ausbruch kam, theils durch die Schwächung, theils durch die Reizung, die sie hervorbrachten. Hamilton und Weber führen Beispiele an.

IV. Krankheitsreize.

Dies ist gewiß ein der reichhaltigsten Klassen von Erweckungsursachender Skrofelanlage.

Alle Krankheiten, di das Lymphsystem sehr afficiren und reizen, oder das Verdauungssystem sehr schwächen und reizen, künen bei Kindern mit Skrofelanlage das Signal zuhrem Ausbruch geben, z. E. gastrische Fieber, Wechsfieber, Keichhusten.

Hauptsächlich aber dann, wenn sie sich durch unvollkommne Krisen, duch Metastasen, endigen, und diese Versetzung auf daLymph- und Drüsensystem geschieht. Hier kommt e darauf an, ob schon wahre Skrofelanlage (natürlich Schwäche des Lymphsystems) da ist, oder nicht. Ist das erste, so entstehen wahre idiopathische Skrofeln, ist das lezte, so entstehen blos symptomatsche.

Ferner gehören hiehe ganz vorzüglich die Krankheiten, in deren Natur es schon liegt, sich durch unvollkommne Krisen zu entzen, die Blattern, Masern, Scharlachfiebr; diese machen äusserst leicht eine Metastase auf as Drüsensystem, und sehr häufig sind die Fälle, wo nach glücklich überstandenen Krankheitn dieser Art, die volle Skrofelkrankheit erschien.

Selbst dieSchutzpokken, ohnerachtet sie einen so geringen Eidruck auf das Blut und Nervensystem machen, aß gewöhnlich gar kein Fieber zu bemerken ist, rmögen doch häufig bei disponirten Subjekten dieSkrofeln hervorzurufen, und die vorher verborgen Anlage zur Wirksamkeit zu bringen, so daß nach irer Endigung Hautausschläge, Drüsenanschwellun u. dgl. zurückbleiben, welche denn oft fälschlich ir Nachkrankheiten der Vaccine gehalten werden. Es ist dies aber ein deutlicher Beweis, wie stark dies Infection in das Lymphsystem einwirkt, in welen und in der Haut sie wohl eigentlich jene merwürdige Operation und Umstimmung bewirkt, die ie Receptivität für das Pockengift auslöscht.

Ferner di Krankheit, welche das Lymphsystem auch zu ihremHauptsitz zu haben scheint, die Lustseuche.

Endlich könen auch hier die durch ungeschickt angewendete Knst gestörten Krisen und falsch geleitete Krankhein gerechnet werden. — Man klagt oft die Mittel n, aber leider liegt oft der Grund ihrer nachtheilign Wirkung in den Händen, die sie unrichtig anweneten. So gewiß es ist, daß durch gestörte Krisen Netastasen und durch diese Skrofeln hervorgebracht verden können, eben so gewiß ists auch, daß die nzige Ursache dieser unvollkommnen Krisen und alsoder Skrofeln oft blos in dem widersinnigen Verfahren der Aerzte liegt, welches oft zu einer Zeit schwächt, wo es eben derNatur an Kraft zu reagiren fehlt, oder zu einer Zeitstärkt, wo entweder schon zuviel Reaction da ist oder noch zu viel krankhafte Materie da liegt, weche nun eingesperrt wird. Entweder man untersizt die Natur nicht hinreichend zur Zeit der Krise, oder zu frühzeitig, ehe noch Koction da ist. Aufsolche unrechte Art angewendet, können alle wirksam Mittel diesen Effect hervorbringen, aber vorzüglid kann der unschickliche Gebrauch der *China*, des *Opiums* (man sehe oben), der Kälte und des *Mekurs* (besonders bei den Blattern), der gar zu hufigen Abführungsmittel, die allen kritischen Trib in die Peripherie vernichten, und der adstringiunden und spirituösen Mittel, zu Metastasen und Skrofeln Gelegenheit geben.

Drittes Kapitel.

Von der nächsten und wesentlichen Ursache der Skrofelkrankheit und der damit verbundenen Erzeugung der Skrofelschärfe.

Ich glaube, durch die bisher vorgetragenen entfernten Ursachen der Skrofelkrankheit ist nun der Weg gebahnt, über die nächste Ursache derselben richtigere Bestimmungen zu geben.

Die nächste und wesentliche Ursache der wahren Skrofelkrankheit ist, nach meiner Meinung: **Ein hoher Grad von Atonie und Schwäche des lymphatischen Systems, mit einer kränklich vermehrten und spezifischen Reizbarkeit desselben und einer eigenen und specifischen Dyscrasie der Lymphe verbunden.**

Diese Bestimmung scheint mir alles zu enthalten, was zur Erklärung der Entstehung und der Symptomen dieser Krankheit nöthig ist. Ich will nun die einzelnen Sätze derselben durchgehen, genauer erörtern und beweisen.

I. Der ursprüngliche Sitz der nächsten Ursache sind die festen, nicht die flüssigen Theile.

Meine Gründe dafür sind folgende:

1. Eine Krankheit, die fortgeerbt werden kann, muß eine Krankheit der Conformation und Constitution, d. h. der festen Theile und der Kräfte seyn.

2. Eine Krankheit, die durch große Schwäche der Eltern auf die Kinder übergehen kann, muß ihren wesentlichen Grund in dem Ton und der Kraft der festen Theile haben.

3. Die meisten Ursachen, welche sie hervorbringen, sind entweder schwächender Art (Wärme, schwächliche Erziehung, sitzende Lebensart rc.) oder reizender Art, also immer auf die festen Theile wirkend.

4. Auch die Ursachen, die sie zum Ausbruch bringen oder erwecken, sind reizender Art.

II. Der wesentliche Fehler der festen Theile, der die nächste Ursache der Skrofelkrankheit enthält, ist: Ein hoher Grad von Atonie und Schwäche des Lymphsystems, verbunden mit einer kränklich vermehrten specifischen Reizbarkeit desselben.

Man muß durchaus auf beide Eigenschaften zugleich gehörige Rücksicht nehmen, um die Phänomene befriedigend erklären zu können, und eben in der Verbindung beider scheint mir das Karakteristische der Skrofelkrankheit zu liegen. Vermehrte Reizbarkeit allein bestimmt den Begriff noch nicht, denn sonst müßte jede Reizung dieses Systems Skrofeln erzeugen, welches doch nicht ist, wie wir dies bei der venerischen und andern Reizungen sehen, wenn

sich

sich specifische Schärfen auf das lymphatische System werfen. Davon entstehen höchstens symptomatische Skrofeln. — Aber zum wesentlichen Begriff der wahren Skrofelkrankheit gehört, daß es die Reizbarkeit der Schwäche seyn muß, entweder Folge der Schwäche oder wenigstens auf Schwäche gepflanzt, — also ein specifischer Zustand des Systems.

Daß Schlaffheit, Atonie, oder einfache Schwäche gegenwärtig sey, zeigt sich aus folgenden:

1. Die Krankheit wird durch Eltern hervorgebracht, die äußerst geschwächt sind.

2. Sie ist demjenigen Alter und dem Geschlecht eigen, die sich durch Schlaffheit am meisten auszeichnen, Weibern und Kindern.

3. Sie entsteht am häufigsten durch schwächende und erschlaffende Ursachen. — (Man sehe oben).

4. Der ganze Habitus eines Skrofulösen zeichnet sich durch Schlaffheit und schwammichte Aufgedunsenheit aus.

5. Reizung und erhöhete Reizbarkeit dieses Systems allein bringt noch keine wahren Skrofeln hervor. Schärfen, Wunden und Geschwüre können zwar das Lymphsystem so reizen, daß Drüsenanschwellungen, Skrofelknoten, entstehen, aber dies sind blos symptomatische oder consensuelle, also falsche Skrofeln. Wenn nicht schon jene Schwäche und Schlaffheit des Systems da ist, so wird dies nie wahre Skrofelkrankheit. Ist dies aber, oder entsteht sie

in der Folge, dann können diese Reizungen als Erweckungsmittel der Skrofelkrankheit wirken.

6. Der ausnehmende Nutzen der Stärkungsmittel und der stärkenden Diät. Sie allein reichen oft zu die ganze Krankheit zu heben, und ohne sie wird wenigstens nie die Skrofelanlage ausgelöscht.

Daß erhöhete und zwar spezifisch modificirte Reizbarkeit gegenwärtig ist, erhellt aus folgenden:

1. Viele Ursachen, besonders die erweckenden, sind von der Art, daß sie durch Reizung wirken, und die Aeusserungen der Reizbarkeit vermehren und modifiziren können, z. E. Krankheitsreize, Erschütterungen, Entwicklungsperioden, Erkältung ꝛc.

2. Bloße accidentelle, ja bloße mechanische Reize können, wenn sie aufs Lymphsystem wirken und die Reizbarkeit desselben erhöhen, dem Anschein nach völlig skrofelartige Zufälle erregen, z. E. Fontanellen, die Einimpfung der Miasmen.

3. Die meisten in die Augen fallenden Symptomen der Krankheit lassen sich als Folgen dieser erhöheten Reizbarkeit betrachten.

4. Man kann durch Mittel, die den Reiz oder die Reizbarkeit mindern, die Zufälle der Skrofeln sehr gut heben, wenn man gleich die Skrofelanlage nicht dadurch hebt.

III. Die entfernten Ursachen, welche diesen fehlerhaften Zustand des lymphatischen Systems (die nächste Ursache der Skrofelkrankheit) veranlassen, können eben so gut in den flüssigen als festen Theilen liegen.

Ich glaube, daß man es hierin am häufigsten bei der Erklärung der nächsten Skrofelursache versieht. Weil man annimmt, und mit Recht annehmen muß, daß die nächste Ursache in dem lymphatischen System, also in den festen Theilen liegt, so glaubt man, man müsse nun auch die veranlassenden Ursachen blos in den festen Theilen suchen, und vergißt zu leicht die Fehler und die wichtigen Einwirkungen der flüssigen Theile darüber, die nicht weniger im Stande sind, diesen geschwächten und gereizten Zustand des Systems hervorzubringen.

Wenn wir richtig von dem Zustand eines Systems urtheilen wollen, so müssen wir eben sowohl auf die Contenta als auf die Continentia sehen, denn so gut als die Ursache der Beschaffenheit der Säfte in der Beschaffenheit der festen Theile liegen kann, und auch gewöhnlich darin liegt, eben so gut kann doch auch die Beschaffenheit der Gefäße durch die Säfte bestimmt werden, die sie enthalten. Dies muß besonders bei einem System statt finden, welches seine Contenta unmittelbar von aussen oder wenigstens aus der ersten Instanz erhält, also noch zum Theil rohe unverarbeitete Bestandtheile, die erst hier verarbeitet werden sollen.

Man erlaube mir hier, mich etwas über die Art und Weise herauszulassen, wodurch die Säfte den Zustand des Systems, in dem sie sich bewegen und also hier des lymphatischen, bestimmen können. Da es zu den Eigenschaften der jezt so allgemein angenommenen Nervenpathologie gehört, die Säfte ganz aus dem Spiel zu lassen, so wird diese Erörterung nicht ganz überflüssig seyn.

1. Sie bestimmen den Tonus und den Grad der Festigkeit der festen Theile überhaupt, und besonders des Lymphsystems. Die Kohäsionskraft oder einfache Spannkraft — der Grund alles Tons — wird unstreitig ursprünglich durch die verschiedenen Materialien und Bestandtheile bestimmt, die wir in uns aufnehmen, und das Vehikel dieser Materialien sind die Säfte.

2. Die Säfte wirken als Reiz auf die Gefäße. Es ist eins der allgemeinsten Naturgesetze der thierischen Oekonomie, daß jedes Gefäßsystem durch den Reiz der Säfte, die es enthält, in Thätigkeit gesezt und erhalten werden soll. Man spricht immer nur von Irritabilität als Ursache dieser Bewegungen, und vergißt, daß diese Kräfte nur die Fähigkeit zur Bewegung enthalten. Nun brauchts aber zu jeder Kraftäusserung des lebenden Körpers nicht blos die Fähigkeit Reize zu percipiren und darauf zu reagiren, sondern auch einen Reiz, der sie in Thätigkeit sezt. Ohne eine noch hinzukommende causa motrix, ohne einen Reiz, würden sich diese Kräfte immer ruhig verhalten. —

Ohne Reiz existirt keine Reaction, keine Zusammenziehung. Dies ist so gewiß, daß sogar das Herz, welches doch den höchsten Grad von Irritabilität enthält, augenblicklich ruht, sobald kein Blut mehr hineinkommt.

Die Säfte sind also die naturgemäßen beständigen Reitze für die Gefäße, festen Theile, und die wichtigsten Functionen des Körpers, und dies ist eine Rücksicht, die ihren Werth in pathologischer Hinsicht sehr erhöhen muß. Daher enthält nun jedes Fluidum gerade den spezifischen Reiz, den die spezifische Reizbarkeit seiner Gefäße erfordert, oder mit andern Worten, es ist ein beständiges Verhältniß zwischen der spezifischen Reizbarkeit des Continentis und der spezifisch reizenden Kraft des Contenti. Das Blut ist der passendste Reiz für das Blutsystem, die Galle für das Lebersystem, die Lymphe für das Lymphsystem.

Ja es ist nach meiner Ueberzeugung gewiß, daß auch die Säfte, so lange sie Bestandtheile des Lebens sind, selbst belebt sind, und den Karakter der Vitalität tragen müssen, wenn sie ihre Bestimmung vollkommen erfüllen sollen.

Hieraus erhellt nun der höchstwichtige Einfluß der Säfte auf die festen Theile und die Kraftäusserung der Organe. Ihre mehr oder weniger reizende Eigenschaft bestimmt gar sehr den Grad der Bewegung und Kraft der Gefäße, und also die Vollkommenheit oder Unvollkommenheit des ganzen Systems und seiner Functionen. Ein nicht reizendes Blut macht eine träge Cirkulation; Eine nicht reizende Lymphe bewirkt eine träge unvollkommne Fortbewegung derselben, Stockungen und Hemmungen ihres Laufs. Ist sie hingegen zu stark reizend, so wird sie die Reaction und Oscillation des Systems zu sehr vermehren, und dadurch unordentliche Bewegungen, Konstriktionen, krampfhafte Einsperrungen erregen. Bedenken wir nun vollends, daß das Secretionsgeschäft eine Wirkung der specifischen Reizbarkeit ist, (wovon ich innigst überzeugt bin, so kann der verschiedne Zustand der Säfte selbst darin sehr wesentliche Veränderungen hervorbringen.

3. Die Säfte wirken als Widerstand, als Last, auf die Gefäße und ihre Bewegungskraft. Die Kraft der Gefäße ist auf eine gewisse Menge der zu bewegenden Säfte berechnet. Eine jede Veränderung in diesem Verhältniß muß nothwendig einen Einfluß auf die Reaction der Gefäße haben. So kann die Menge der Säfte, ihre Dichtheit und Zähigkeit, so zunehmen, daß endlich die Kraft der Gefäße unterliegt, und wirkliche Schwäche dadurch hervorgebracht wird.

Dies sey genug zum Beweis, daß die Säfte den Zustand der festen Theile, und zwar nicht blos der todten, sondern auch ihrer lebendigen Kräfte bestimmen können. Auf eben diese Art kann nun auch die Lymphe die Ursache eines fehlerhaften Zustands des lymphatischen Systems werden. — Es fragt sich nun, welches sind die Fehler der Lymphe, die dieses hervorbringen können, und wie entstehen sie?

Die Fehler der Lymphe und des Chylus, die zum skrofulösen Zustand des Systems Anlaß geben können, sind folgende:

1. Eine zu viscide, schleimichte, erdichte Beschaffenheit. Dadurch wird der nöthige Reiz unterdrückt, das System erschlafft, die Reizbarkeit geschwächt, und sehr leicht Gelegenheit zu Stockungen (ex Atonia et lentore) gegeben.

2. Eine zu wässerigte Beschaffenheit; Mangel an Konsistenz, Nutriment, animalischer Gelatina, Wärmestoff, — ein zu vegetabilischer Karakter. — Dadurch entsteht ein Mangel des natürlichen Reizes, den die Lymphe besitzen muß, also schwache Reaction des Systems, Torpor der Lebenskraft, und ebenfalls Stockung, Anhäufung u. s. w.

3. Eine zu stark reizende Beschaffenheit; also Uebermaaß von Säure, oder herben, oder salinischen, oder alkalischen, oder inflammabeln Bestandtheilen; auch schon der krude nicht genug assimilirte Zustand der Nahrung kann dieses hervorbringen. — Dadurch wird ein zu gereizter Zustand des Systems bewirkt, die Bewegungen, Absonderungen und Functionen desselben gestört und unordentlich, und dadurch Stockungen von Krampf und Einschnürung, Schärfe, und die ganze Skrofelkrankheit möglich.

4. Selbst eine zu große Ueberladung des Systems mit Lymphe Ueberfütterung, Polychymie).

Die Art und Weise, wodurch die Lymphe eine solche primaire Verderbniß erhalten kann, ohne sie erst durch Fehler der Gefäße zu bekommen, ist verschieden.

1. Die Beschaffenheit und Bestandtheile der Nahrungsmittel. Natürlich besteht der Chylus zunächst aus dem, was wir genießen. Es kann nichts in ihm seyn, als was in den Nahrungsmitteln und den beigemischten Verdauungssäften war.

2. Das Geschäft der Digestion selbst, und die Bereitungsart des Chylus. Der Zustand der Verdauung bestimmt hauptsächlich die mehrere oder wenigere Assimilation desselben, wovon die oben genannten Kräfte gar sehr abhangen.

3. Die Beschaffenheit der Luft, aus welcher wir sehr viele, und gerade die feinsten und geistigsten Bestandtheile in uns aufnehmen.

4. Die Beschaffenheit der Haut; ob sie offen oder verschlossen, rein oder unrein ist, ob das Geschäft der Exhalation gehörig geschieht, welche nöthig ist, wenn die uns berührende Luft gehörig zersezt, und das nüzliche eingesogen werden soll. — Eben so auch die Beschaffenheit der Lunge.

5. Die Beschaffenheit der Secretionen, des Nutritionsgeschäfts, des gesunden oder kranken Zustands der Masse. Denn da das absorbirende System nicht blos die neuen, sondern auch die alten, abgenuzten, überflüssigen, verdorbnen Theile in sich aufnimmt, so kann die Lymphe im ganzen Körper von einem einzelnen kranken Theil oder einem fehlerhaften Secretionsorgan inficirt werden, ohne

daß der geringste Fehler in dem lymphatischen System war, wie sich dies z. E. in der Gelbsucht zeigt, wo dies System offenbar der Hauptsitz und das Vehikel der Krankheit ist.

IV. Dieser fehlerhafte Zustand des lymphatischen Systems zieht eine spezifische Verderbniß der Lymphe (die Erzeugung der sogenannten Skrofelschärfe, oder des Skrofelgifts) nach sich.

Hier komme ich nun auf den Hauptpunkt und auf das, was die Gesellschaft zum Hauptgegenstand der Untersuchung aufgestellt hat, die wichtige Frage: Was ist nun eigentlich Skrofelgift, wie entsteht es, wie verhält es sich? — Ich will von jedem insbesondere handeln.

Viertes Kapitel.

Die Art und Weise, wie die Skrofelschärfe entsteht.

Ehe ich dies insonderheit untersuche, muß ich mir erst die Erlaubniß erbitten, den Begriff von Schärfe und ihrer Entstehung nach meinen Grundsätzen zu bestimmen und zu entwickeln.

Es scheint, als wenn die Nervenpathologie diese Begriffe ganz verdrängen wollte, und dennoch sind sie so wichtig zur Erklärung mancher pathologischer Erscheinungen, so unentbehrlich zu therapeutischer Beurtheilung, so consequent, wenn man sich nur nicht an Worte stoßen will.

Freilich darf der Begriff von Schärfe nicht nach chemischen und mechanischen Gesetzen bestimmt werden, sondern nach den Grundsätzen der Lebenskraft und des Reizes, wenn er brauchbar und fruchtbar für die Untersuchung seyn soll.

Wenn wir also mit Recht annehmen müssen, daß jede Flüssigkeit unsers Körpers den Grad und auch die Art von reizender Kraft haben muß, die dem System nöthig ist, welches es erfüllt, so kann diese Eigenschaft sowohl zu schwach als auch zu stark seyn, und den leztern Zustand, wo der Saft eine stärker oder anders reizende Kraft besizt, als natürlich ist, nenne ich die Schärfe (Acrimonia, Dyscrasia acris) dieses Safts.

Hieraus folgt, daß es gar keine absolute Schärfe giebt, sondern alles kommt auf das Verhältniß der Irritabilität und Sensibilität zu der reizenden Materie an. So kann etwas für dieses Subject Schärfe seyn, was es für ein anderes weniger reizbares gar nicht ist. Ja in einem und demselben Subject kann etwas für diesen Theil, für dieses System Schärfe seyn, für das andere nicht, wie z. E. Brechweinstein ist gar keine Schärfe für die Zunge, aber eine fürchterliche, bis zur Entzündung, für den Magen. Es giebt also allgemeine und spezifische Schärfen.

Daß wichtige Veränderungen unserer Säfte möglich sind, wird wohl niemand leugnen, welcher weiß, aus wie mannichfaltigen Bestandtheilen sie zusammengesezt und wie mannichfachen Bearbeitungen und Einwirkungen sie unterworfen sind. Man braucht ja nur das Blut eines Entzündungskranken, Faulfieberpatienten und einer Bleichsüchtigen einmal verglichen zu haben, um sich recht sinnlich von der möglichen Verschiedenheit des Bluts zu überzeugen.

Aber auf welche Art entstehen Schärfen? Um dies zu erklären, muß ich erst überhaupt bestimmen, auf wie vielerlei Art kann unser Körper feste oder flüssige Theile, das gilt hier gleich, pathologisch afficirt werden? Dies richtet sich nach den verschiedenen Verbindungsarten, in denen er mit der ihm umgebenden Natur steht. Und diese sind dreifach:

1. Mechanisch.
2. Chemisch.
3. Vital oder organisch.

Dies sind die drei Hauptklassen von Verbindungen und Verhältnissen, die in dem Universum herrschen, und in denen auch der menschliche Körper so gut wie jeder andre steht. Der Mensch als das vollkommenste aller Geschöpfe vereint alle 3 Verhältnisse, er kann sowohl mechanisch als chemisch afficirt werden, nur mit der Bestimmung, daß alle diese mechanischen und chemischen Wirkungen unter dem Einflusse der Vitalität stehen, und durch die Gesetze derselben bestimmt und organisch modificirt werden. — Es würde also eben so unrecht seyn zu sagen: der Mensch kann gar nicht mechanisch oder chemisch afficirt oder betrachtet werden, als es unrecht ist zu sagen, der Mensch kann eben so rein chemisch oder mechanisch afficirt werden, wie ein todter und nicht organischer Körper; denn er enthält zugleich die Kräfte der Vitalität, die jene Operationen modificiren. Also existiren allerdings mechanische und chemische Operationen und Einwirkungen in ihm, aber sie sind nie einfach, sondern immer zusammengesetzt, mechanisch-animalisch, chemisch-animalisch.

Es ist folglich eben so unrecht, die Gesetze des Mechanismus und der Chemie ganz von der Erklärung und Untersuchung thierischer Verrichtungen auszuschließen, als sie unbedingt und ohne Rücksicht auf Organismus und Vitalität annehmen zu wollen; und dies ist, glaube ich, der Punkt, in welchem sich der Streit der Nervenpathologen (die alles blos durch die Gesetze der Vitalität erklären) und der Humoral- und Chemischen Pathologen vergleichen und beilegen läßt, und der einzige richtige Gesichtspunkt, aus welchem sich Untersuchungen über physiologische und pathologische Operationen machen lassen, und den ich hier auch annehmen werde *).

*) Ich bitte nicht zu vergessen, daß dieses vor 25 Jahren, und selbst noch vor Einführung des Brownianismus, geschrieben ist, wo ich die größte Mühe hatte nur zu beweisen, daß die Säfte auch Leben haben könnten und haben müßten, und wo meine Behauptung noch den größten Widerstand fand Ja der nachfolgende Brownianismus verwies sie ganz in die Kategorie passiver, gar nicht zum Leben gehöriger, Außendinge, die, so wie jede andere äußere Potenz, nur als Reiz auf den Organismus wirkten, und nur durch diesen Eindruck von außen zum Leben beitrügen. Von ihrer spezifischen Qualität und Vitalität war dabei nicht die Rede. — Unsere Begriffe haben sich seitdem mehr entwickelt, wir trennen nicht mehr feste und flüssige Theile, nicht mehr Chemismus von Vitalismus, sondern begreifen alles unter dem Grundbegriff, Leben. Aber im Wesentlichen bleiben die hier angegebenen Grundbegriffe immer noch dieselben, und noch immer bleibt die Warnung nöthig, sich doch zu hüten, nicht die chemischen Ansichten zu chemisch in den Vitalismus überzutragen, wie wir jetzt wieder geschehen sehen, nur mit dem Unterschiede, daß es jetzt feinere Stoffe, Grundstoffe, sind, ehedem gröbere Materien waren. Aber der Unterschied liegt nicht in dem mehr oder weniger, sondern in dem Qualitätsverhältniß. Nie kann und wird etwas Todtes (und der reine

Nach diesen Voraussetzungen kann nun eine Schärfe, und überhaupt eine Dyscrasie, d. h. eine fehlerhafte Beschaffenheit der Säfte, auf folgende Art entstehen:

1. Durch Vermehrung der reizenden Bestandtheile, vermittelst des Zugangs von außen (Nahrung, Hautresorption).

Chemismus ist Tod in Beziehung auf das Lebendige) etwas Lebendes hervorbringen, nie es constituiren, und in sofern bleibt der Streit der Chemiker mit den Vitalisten, seyen auch die jetzigen Grundstoffe noch so fein, immer noch der alte Streit der Sylvianer mit ihren Gegnern. Auch sie dachten sich bei ihrem Acidum und Alkali im Organismus, ein Grnndsäurungsprinzip mit seinem Gegensatz, so wie die Neuern ihren Sauerstoff und Kohlen-, Stick- und Wasserstoff. — Wohl aber ist ein chemischer Prozeß unzertrennlich mit dem organischen Leben verbunden, und kann es modificiren, wobei aber nie vergessen werden darf, daß das lebende Verhältniß das obere und herrschende ist, und daß, so wie bei der Zeugung, also auch bei jedem Moment des Fortlebens, der erste Akt des schöpferischen „Werde" also eine höhere Kraft es ist, die erst das todte chemische dem allgemeinen Chemismus entzieht, und es zum lebenden individuellen Chemismus bindet und erhebt. — Deswegen ziehe ich auch immer noch das Wort Lebenskraft zur Bezeichnung dieser Grundkraft vor. Denn in jedem individuellen Leben liegt und waltet wieder eine individuelle Lebenskraft, die alles zur Einheit bindet und vereinigt, Selbstbestimmung, Zweckmäßigkeit, und eigenthümlichen Karakter hineinlegt, und eben das Individuum zum Individuum macht. Ausführlicher findet man dies auseinandergesetzt in Meinem System der praktischen Heilkunde. Zweite Auflage.

2. Durch Zersetzung der innern Bestandtheile, Entwicklung des Gebundenen; z. E. Säure, so lange sie im gebundenen Zustand ist, wirkt sie nicht als Säure und ist kaum bemerkbar, wie wir das bei der Phosphorsäure als Bestandtheil sehen, sobald sie aber durch Zersetzung frei und entwickelt wird, dann wird sie merkbar, und kann den Säften eine Schärfe geben.

Eine solche Zersetzung kann entstehen, entweder durch eine stärkere chemische Verwandschaft, wodurch dieser Bestandtheil frei wird, oder durch Entziehung der Lebenskraft; denn diese ists, die, so lange sie ein organisches Wesen hinlänglich erfüllt, die Wirkungen der blos chemischen Verwandschaften hindert und modifizirt, — also Schwäche, Stockung.

3. Durch schlechte Assimilation. Unter Assimilation verstehe ich das Geschäft, wodurch die mannichfaltigen Bestandtheile der von außen in uns aufgenommenen Dinge von neuen nach den Gesetzen der organischen Natur gebunden und gemischt, und ihnen der Karakter unsrer individuellen Vitalität mitgetheilt wird. Alles, was diese neue Bindung, diesen Karakter, nicht hat, ist uns heterogen und fremd, und, da alles fremde reizt, ist es Schärfe. Dies Geschäft hängt also vom Darmkanal und Lymph- und Drüsensystem ab.

4. Durch Fehler der Secretion und Excretion.

Diese kann auf doppelte Art Schärfe erzeugen:

a. Durch Unterdrückung. — Wenn die scharfen,

abgenutzten und verdorbnen Theile, die dadurch ausgeleert werden sollen, zurückgehalten werden, so muß Schärfe entstehen.

b. Durch Veränderung der Reaction. — Da die Secretionen ein Product der spezifischen Reaction sind *), so kann eine Veränderung dieser (also der Kräfte und Irritabilität) eine gänzliche Umänderung der Secretionen bewirken, und also dadurch eine weit schärfere Flüssigkeit erzeugt werden, als gewöhnlich. — Dies ist eine Hauptquelle der Schärfe. (Beweise giebt der Katarrhalschleim u. s. w.)

5. Durch Fehler der Bewegung in den Gefäßen. Diese können auf folgende Art Schärfe erzeugen:

a. Durch zu heftige Oscillation und Bewegung, denn dadurch wird die Hitze und innere Bewegung vermehrt, in einer erhöheten Temperatur werden Zersetzungen möglich, die es in der natürlichen nicht sind, und die Absonderung und Reinigung der Säfte wird gestört.

b. Durch zu schwache Bewegung. Hier werden die Säfte nicht gehörig gemischt und gebunden, nicht gehörig assimilirt. Die Se- und Excretionen geschehen unvollkommen, und endlich tritt selbst durch die Stockung eine Art von chemischer Zersetzung ein, wie No. 2. gezeigt worden. Auf

*) Diese Theorie der Secretionen und ihrer Veränderungen, die auch Platner, Gall und Reil annehmen, ist bei mir schon lange Ueberzeugung gewesen, und, so lange ich Lehrer bin, von mir öffentlich vorgetragen worden.

Auf alle diese Arten kann das, was ich Schärfe nenne, in uns entstehen, und alle Ursachen derselben lassen sich unter diese Rubriken bringen *).

Es kommt nun darauf an, die Anwendung auf Erzeugung der spezifischen Schärfen und insbesondere der skrofulösen zu machen.

Der oben beschriebene fehlerhafte Zustand des Lymphsystems, den wir als nächste Ursach der Skrofelkrankheit angenommen haben, muß nach den Gesetzen der Animalität folgende Wirkungen auf die darin enthaltene Lymphe haben, welche auch die Erfarung vollkommen bestätigt.

1. Stockungen und Einsperrungen derselben. — Durch die vermehrte Reizbarkeit, mit Schwäche verbunden, entstehen sehr leicht durch den geringsten Reiz krampfigte Zusammenschnürungen und Verschließungen der Gefäße und also Obstructionen, welches

*) Allgemeiner ausgedrückt, so wie ich ihn auch in meinem System der prakt. Heilkunde aufgestellt habe, heißt der Satz so: Vitalität umfaßt sowohl die festen als flüssigen Bestandtheile des organischen Körpers, so lange sie Bestandtheile des Lebens sind; Leben also begreift zugleich sowohl das dynamische als materielle Verhältniß; — Kein Lebensprozeß ohne einen wesentlich damit verbundenen organisch-chemischen Prozeß; — Also auch keine Krankheit, kein krankes Leben, wo nicht zugleich der dynamische und chemische Prozeß, das dynamische und materielle Verhältniß verändert wäre; Keine Krankheit, die nicht zugleich ihre Krankheitsmaterie, ihren Krankheitsstoff, hätte, sey er auch noch so fein und sinnlich unerreichbar, mit der feinsten Organisation selbst verwebt.

um so leichter möglich ist, da die Lymphe meistens zu zähe ist.

Sehr viele, besonders skrofulöse und Drüsenverstopfungen muß man für weiter nichts, als Krampf und Einsperrung halten. Sie sind blos Folge des Reizes und verlieren sich oft sehr schnell blos durch den Gebrauch narcotischer und krampfstillender Mittel, wenigstens nicht ohne deren Beihülfe. (Selbst beim Krebs ist dies der Fall, und schon Boerhave zählte ihn also sehr mit Recht zu den Nervenkrankheiten.) Andere dieser Verstopfungen sind nichts als Folgen der Unthätigkeit der Gefäße. — Daher hat auch der verdiente Herr Prof. Sömmering vollkommen Recht, wenn er in der Uebersetzung von Baillies pathologischer Anatomie sagt: er könne das, was man gewöhnlich so nenne, nicht für Drüsenverstopfung halten, denn das injicirte Quecksilber laufe durch. Allerdings liegt die Ursache solcher Verstopfung mehr in dem Gefäße, als in dem Contentum, mehr in den Kräften als in den Materien, mit dem Tode läßt der Krampf nach, und der Durchgang wird wieder frei; oder es war auch im Lebenden keine mechanische Verschließung vorhanden, sondern nur der Mangel an lebender Thätigkeit hinderte den Fortgang der Flüssigkeit. Aber man darf nur nicht von dem Zustande im Tode den Schluß aufs Lebendige machen, und daraus folgern, daß auch im Lebendigen keine Hemmungen da gewesen seyn. Diese Art von Obstruction und Infarctus kann nur im Leben, so lange

Krampf oder Unthätigkeit möglich ist, existiren, und folglich kann die Anatomie sie nicht kennen. Es ist der nehmliche Fall, wie mit der Verschließung des Darmkanals bei dem Ileus, oder des Halses bei der Angina. Es kann dadurch selbst tödtliche Verstopfung des Kanals entstehen, nichts, gar nichts kann hindurch, und dennoch findet man denselben oft nach dem Tode völlig offen. Genug die pathologische Obstruction, die Obstructio viva, ist sehr wesentlich von der anatomischen, der Obstructio mortua, verschieden.

Dauert nun freilich eine solche Einsperrung lange, dann wird zulezt auch die enthaltene Materie verdichtet, und nun entsteht vollkommne Obstruction.

2. Anhäufungen und Extravasate der Lymphe. — Die Resorption wird durch den Krampf gehindert, es entstehen folglich lymphatische Ansammlungen im Zellgewebe und Hölungen, Oedema, Wassersucht der Gelenke und andrer Theile, die sogenannten lymphatischen Geschwülste. Selbst außerordentliche Dilatationen einer Portion des Lymphgefäßes können die Folge der gehinderten Zurückführung seyn; daher viele Hydatiden, die doch nicht immer Blasenbandwürmer sind, und die ich nun schon einigemal bei Skrofelkranken im Gehirn und zwar dem Plexus choroideus gefunden habe.

3. Irreguläre Bewegung der Lymphe. — Es ist gar nicht unwahrscheinlich, daß bei einem solchen kranken Zustande selbst die Direction der Bewegung verändert werden kann, und dadurch noch

mehr widernatürliche Stockungen, Extravasate und Anhäufungen entstehen können.

Ursachen können werden:

a. Die durch den Krampf erregte Verschliessung und der dadurch bewirkte motus antiperistalticus, wie bei manchem Ileus.

b. Große Schlaffheit der Valveln.

4. Die alterirte Qualität der Lymphe: (eigentliche Skrofelschärfe). Ihre Entstehung aus der kranken Reaction der Gefäße läßt sich auf folgende Art erklären:

a. Durch die Obstruction und Hemmung ihres Laufs wird Zersetzung und Corruption hervorgebracht.

b. Durch die gehinderte und veränderte Assimilation der lymphatischen und Gekrösdrüsen. — Ich habe oben gezeigt, daß das wichtige Geschäft der Assimilation alles dessen, was unser werden soll, hauptsächlich dem lymphatischen System und seinen Drüsen obliegt.

Wenn nun durch jenen fehlerhaften Zustand der Kräfte dieses Geschäft unvollkommen geschieht, so behält die Lymphe einen rohen Karakter, und alles Krude reizt und ist als Schärfe zu betrachten.

c. Durch spezifische pathologische Secretion; die Hauptquelle dessen, was eigentlich spezifische Skrofelschärfe heißt. — Da die Secretion eine Folge der verschiedenen Reaction der Organe auf die Säfte ist, so folgt, daß, wenn diese Reaction durch eine Krankheit der Kräfte verändert wird, auch das Secretum, das Produkt derselben, ganz verändert erscheinen müsse, und wenn jene pathologisch veränderte Reaction einen spezifischen Karakter hat, so wird sie auch dem Secretum einen spezifischen Karakter einprägen. So sind pathologische Generationen, neue Erzeugungen spezifischer Schärfen, in den gewöhnlichen Secretionsorganen möglich, so erzeugen sich venerische und andere Schärfen in uns immer von neuem, wenn erst jene spezifische Thätigkeit des Organs hervorgebracht ist. So entsteht hier durch die spezifische skrofulöse Affection und Thätigkeit der Lymphdrüsen ein spezifisch veränderter Drüsensaft.

Ich glaube, aus alle dem Gesagten erhellt zur Gnüge, daß, wenn einmal jener spezifisch veränderte Zustand des lymphatischen Systems entstanden ist, auch das erfolgen muß, was man Skrofelschärfe nennt, — eben so gut wie durch die Katarrhalreizung der Schleimdrüsen Erzeugung der Katarrhalschärfe, durch die venerische Reizung der Schleimdrüsen der Urethra Erzeugung der Tripperschärfe u. s. w. —

Nach diesem Begriff ist also Skrofelschärfe nichts mehr und nichts weniger, als eine durch die Skrofelkrankheit des Lymphsystems spezifisch veränderte und verdorbene Lymphe; und nach diesem Begriff kann wohl der stärkste Anhänger der Nervenpathologie nichts dagegen einwenden, denn sie fließt hier ganz natürlich aus dem richtigen Begriff der Skrofelkrankheit, als Krankheit der Kräfte betrachtet.

Diese Erzeugung verändert nun aber den ganzen Schauplatz sehr wesentlich. Nun ist die Skrofelkrankheit nicht mehr als bloße Krankheit der festen Theile und Kräfte anzusehen, sondern auch auf die spezifische Verderbniß der Säfte Rücksicht zu nehmen. Nun entsteht eine neue sehr wichtige Zurückwirkung der Schärfe auf die Gefäße, wodurch die Reizung derselben außerordentlich vermehrt wird. Nun wird es allgemeine Krankheit, da es vorher nur Krankheit eines einzelnen Systems war. Nun kann sich diese Schärfe überall hin verbreiten, und also die Skrofelkrankheit auch in Theile verpflanzen, die wenige lymphatische Gefäße haben, ja sie kann nun Metastasen und Phänomene hervorbringen, die ganz von dem lymphatischen System zu trennen sind. So ist z. B. die so gewöhnliche skrofeligte Lungenschwindsucht weit mehr Metastase der Skrofelschärfe, als ursprüngliche Krankheit der Lymphgefäße oder Drüsen der Lunge, wie Herr Sömmering auch annimmt. Nun wird die Skrofelkrankheit allen den Gesetzen und Formen unterworfen, welche die Krankheiten der Säfte haben. Es werden nehmlich Anhäufungen, Ableitungen, Versetzungen, Umformungen der Krankheit möglich, wovon ich nur anführen will, daß die Erscheinung des Skrofelgrinds, der Ausschläge, der äußern Drüsenknoten, genug die äußere Skrofelkrankheit sehr oft alle innern Zufälle hebt; ferner daß fließende Ohren und Augen die Krankheit von den Lungen ableiten können, ja, was ich selbst gesehen habe, daß ein hectisches Fieber mit Zuckungen sich verlor, sobald der Kopfgrind ausbrach, und wieder kam, als dieser trocknete, und in einem andern Fall, daß ein sehr langwieriges hectisches mesenterisches Fieber sich verlor, sobald allgemeine Drüsenknoten und lymphatische Geschwülste der äussern Theile entstanden.

Wer kann hier die Gegenwart einer Materie verkennen, die wandern und sich versetzen kann, und wer kann leugnen, daß diese Rücksicht äußerst wichtig für das Heilverfahren ist, weil diese Schärfe außer den allgemeinen Mitteln nun auch besondere Behandlung verlangt, und besonders ableitende, verbessernde, ausleerende und andre Mittel zu Hülfsmitteln der Skrofeln macht, die freilich die bloße Krankheit der festen Theile nicht indiciren würde.

Fünftes Kapitel.

Von der Natur der Skrofelschärfe.

Gewöhnlich versteht man unter der Untersuchung einer Schärfe ihre chemische Zerlegung. Aber ich bin überzeugt, daß ich der Gesellschaft eine ganze Reihe chemischer Versuche damit vorlegen könnte, und wir wären damit in der medizinischen Kenntniß derselben noch um keinen Schritt weiter gerückt.

Was heißt denn die Natur eines Dings, oder hier einer Schärfe?

Man braucht den Ausdruck in zweierlei Bedeutung. Einmal versteht man darunter: das innere Wesen des Dings an sich. Auf diese Erkenntniß fangen bekanntlich alle vernünftige Naturforscher und Philosophen an völlig zu verzichten, und selbst die neuere philosophische Chemie bezeichnet daher die Urbestandtheile der Dinge mit dem Worte Stoff, um anzudeuten, daß wir davon keinen anschaulichen Begriff haben können, ob wir sie gleich in Ansatz und Gleichung bringen müssen.

Also müssen wir uns an die zweite Bedeutung des Worts: Natur eines Dings, halten, nemlich, das Verhältniß des Dings zu andern Wesen. Nun kann aber ein Ding in mehrern Verhältnissen zu andern Wesen stehen, und es kommt nun erst wieder darauf an, welche Art von Verhältnissen man wissen will. — Es kann, wie schon oben gezeigt, eine Sache im mechanischen, oder chemischen, oder organischen d. h. vitalen Verhältnisse gedacht werden, das heißt, ich kann entweder die mechanische, oder chemische, oder organische Natur derselben betrachten und untersuchen. — Hierbei kommt es also auf den Zweck der Untersuchung an. Dem Chemiker kommt es blos auf die todte chemische Natur der Sache an, und er braucht sich also dazu auch blos todter Reagentien zu bedienen. Aber bei dem Arzt ist der Fall ganz anders; diesem ist eine solche Untersuchung nicht hinreichend, und zwar hier im Betreff der Krankheitsstoffe aus folgenden Gründen:

1. Dem Arzt kommt alles darauf an zu wissen, wie verhält sich dieser oder jener Krankheitsstoff, dieses oder jenes Mittel, zur lebendigen Natur. — Dies ist seine Welt, in der er wirkt, nicht die todte. — Folglich muß er seine Versuche nicht mit todten Reagentien (weil ihm diese nur das Verhältniß der Sache zur todten Welt zeigen,) sondern mit lebendigen Reagentien, und zwar mit dem lebendigen menschlichen Körper anstellen. — Was giebt uns die allergenaueste Untersuchung eines Arzneimittels für Aufschlüsse in Absicht der Wirkung auf die lebendige organische Natur? — Keine, oder höchstens analogische Wahrscheinlich-

kelt. Noch niemand hat daraus a priori die Wirkung auf das Lebende bestimmen können; denn dies ist ja eine ganz andere Welt, wo ganz andre Gesetze, ganz andre Verhältnisse statt finden. — Eben so ist es mit chemischen Analysen der Krankheitsstoffe. Man könnte sie so vollständig wie möglich haben, und dennoch wissen wir daraus noch nichts von ihrer Wirkungsart auf die lebendige Natur. — Die einzige Analysis der Mittel und Krankheitsstoffe, die dem praktischen Arzt brauchbar ist, ist die Analysis durch das Reagens des menschlichen lebenden Körpers.

2. Wenn auch wirklich die chemische Analyse Nutzen hätte, so läßt sie sich ja nie so mit Krankheitsstoffen anstellen, daß man reine Resultate erhielte. Denn wo ist ein vollkommen rein dargestellter Krankheitsstoff? Wollte man glauben, daß es etwa das Eiter eines Skrofelgeschwürs oder die ausfließende Lymphe wäre, so würde man sehr irren. Ohnstreitig ist zwar Skrofelschärfe dabei, aber diese ist mit so viel andern Bestandtheilen vermischt, daß es schlechterdings unmöglich seyn wird, zu bestimmen, was kommt bei den Erscheinungen auf Rechnung des Skrofelgifts oder der verschiedenen Beimischungen. Eben das gilt vom Tripperausfluß, Schankermaterie, Blattermaterie. Man darf ja nicht glauben, daß man reines venerisches oder Blattergift habe. Man kann durch Hitze den Blatterstoff verjagen, die Materie bleibt.

3. Eine solche Materie, außerhalb dem Körper, zu Versuchen angewendet, ist ja nicht mehr dieselbe,

die sie in dem Körper war, und erlaubt also keine Schlüsse von ihrem nunmehrigen Verhalten auf das im lebendigen Körper. — Sobald ein solches Fluidum außer den Einfluß der Vitalität gesetzt wird, gehorcht es andern Gesetzen, und giebt andre Resultate, als in dem lebenden Körper.

4) Und endlich auch für die Behandlung wird uns die chemische Analyse keine wichtigen Schlüsse erlauben, sondern vielmehr sehr leicht zu Fehlschlüssen verleiten, denn sie lehrt uns die Dinge nur in ihren Wirkungen, aber nicht in ihrer pathologischen Entstehung und Verbindung erkennen. Bekanntlich aber muß eine gründliche Kur immer aus den Ursachen, nicht aus den Symptomen hergeleitet werden. — So kann uns z. E. die chemische Analyse eine Säure, z. B. die Phosphorsäure, in einem Krankheitsstoff entdecken. Wer nun dies als die Natur der Krankheit ansehen, und hierauf seine Indication bauen, also absorbentia und antacida u. s. w. geben wollte, der würde blos symptomatisch kuriren. Denn es kommt ja hauptsächlich darauf an zu wissen, wie entstand diese freie Säure? Ist sie etwas neu erzeugtes oder nur aus uns selbst entwickeltes? Nun kann sie aber blos Folge der Zersetzung seyn. Alles, was die in uns zum Bestandtheil gebundene Phosphorsäure frei machen und entbinden kann, kann eine freie Säure hervorbringen. Und auf diese Weise kann selbst Fäulniß, das größte Zersetzungsmittel, eine Säure hervorbringen, wie

dies die offenbar sauren Schweiße bei faulichtem Friesel, die Erscheinungen der Säure bei manchem Skorbut, hinlänglich beweisen, die man sich auf diese Art erklären muß. Wer nun hier durch die Idee von Säure sich verleiten ließe, alkalische und absorbirende Mittel zu geben, der würde sehr übel thun, und offenbar den Grund des Uebels vermehren. Hier sind oft die stärksten Säuren, die stärksten bindenden und fäulnißwidrigen Mittel die einzigen, wodurch man die Zersetzung, und also die Erzeugung der Säure heben kann.

Der nemliche Fall ist mit der Alcalescenz in Krankheiten, die ebenfalls blos Produkt einer Zersetzung, und also verschiedener Ursachen seyn kann.

Die Frage also: Welches ist die Natur des Skrofelgifts heißt für den Arzt nichts anders, als: Wie verhält es sich zu dem lebenden menschlichen Körper? Oder mit andern Worten: Was sind seine nächsten Wirkungen!

Nach dieser Rücksicht besteht die Natur der Skrofelschärfe, so weit man sie bisher durch Beobachtungen im Lebendigen hat bestimmen können, in folgendem:

1. Sie reizt nicht allein das Lymph- und Drüsensystem, welches dadurch in einen entzündungsartigen Zustand versezt wird, sondern auch die Nerven (wovon die Ueberspannungen und Ueberreifungen des Geistes, ja wirkliche convulsivische Zufälle selbst, bei solchen Patienten die Beweise sind), und

da sie nun auch dem Blute beigemischt wird, selbst das Cirkulationssystem, wodurch Fieberbewegungen und kritische Auswürfe derselben bewirkt werden. — Ich habe öfter skrofulöse Kinder gesehen, welche mehrere Wochen blaß müde und elend waren, mit kleinen untermischten Fieberbewegungen, dann einige Tage heftiger Fieber bekamen, worauf ein tüchtiger Kopfgrind ausbrach, und von dem Augenblick an waren sie frisch und gesund. — Diese Krisen ereigneten sich oft mehrere Jahre zu derselben Zeit, bis endlich die Generation der Skrofelschärfe aufhörte. Hauptsächlich reizt sie die Sekretionsorgane, und kann dadurch den Grund zu Krankheiten derselben legen, z. E. der Augen, Leber, Lungen. Die Augen können dadurch Jahre lang in einem entzündlichen Zustand erhalten werden, der sie zuweilen ganz zerstöret.

Ja zulezt kann sie einen solchen Grad von Kausticität annehmen, daß sie unter die angreifendsten animalischen Schärfen zu rechnen ist, sehr leicht die Knochen angreift, und die übelsten Geschwüre erzeugt. Als Beweis, wie sehr die mildeste Secretion dadurch in die allerschärfste verwandelt werden kann, will ich nur anführen, daß ich skrofulöse Augenentzündungen gesehen habe, wo die ausfließende Feuchtigkeit die Stelle der Backen, die sie berührte, ja selbst die Hand, die sie abwischte, entzündete und grindigt machte.

2. Sie giebt den lymphatischen Säften und auch denen, welchen sie sich beimischen, eine Neigung zur

Verdickung. Man sieht dies deutlich an den Stellen, wo sich viel skrofulöse Lymphe ins Zellgewebe ergossen hat. Ich habe einigemal solche skrofulöse Ergießungen zwischen den Flechsen und Bändern des Ellenbogens und Knies nach dem Tode zu untersuchen Gelegenheit gehabt, und gefunden, daß dieses lymphatische Extravasat eine ganz zähe speckartige, ja an vielen Stellen flechsen- und knorpelharte Masse bildete. Beim Kropf und andern Drüsengeschwülsten, auch im Gekröse und Lungen zeigen sich eben solche Massen verdickter Lymphe. Ferner die Entstehung des skrofulösen Buckels und der Rückgratskrümmung ist meistens nichts anders, als die Folge einer solchen skrofulösen Lymphe, die sich auf die Knochenbänder wirft, sie verdickt und anschwellen macht, endlich in das Zellgewebe der Muskeln ausschwitzt, und da wirkliche Ansammlung solcher zähen Massen bildet, die dann Auftreibungen der Schultern, und selbst des Rückgrats und der Rippen hervorbringt.

3. Sie nimmt der Lymphe ihre nährende Eigenschaft, indem sie sie zersetzt, und das nährende Princip destruirt. Wenn auch anfangs solche Patienten ein wohlgenährtes aufgedunsenes Ansehen haben, (welches aber mehr Polychylie als Euchylie ist), so hört dies doch auf, wenn einmal die Skrofelschärfe überhand nimmt. Dann entsteht die schlimmste Atrophie, welche selbst auf die Knochenerzeugung Einfluß hat.

4. Sie entwickelt Säure in der Lymphe. So wie sie in den ersten Wegen eine veranlassende Ur-

sache der Skrofeln werden kann, so ist auch nicht zu leugnen, daß Säure wieder zu den Wirkungen dieser Krankheit gehört, und als eine karakteristische Eigenschaft der Skrofelschärfe zu betrachten ist. Von welcher Natur diese Säure ist, ist schwer zu bestimmen *).

*) Sehr interessant sind die Versuche, die einer meiner hoffnungsvollesten Zuhörer, Herr Gärtner ein Sohn des verdienten Botanikers dieses Namens) über die Verschiedenheit des skrofulösen und rachitischen Urins und des gesunden angestellt hat. Er fand folgendes:

1. Der skrofulöse und vorzüglich der rachitische Urin zeigte bei der chemischen Analyse mehr Phosphorsäure als der gesunde.
2. Die Phosphorsäure war hier, so wie sie es immer im thierischen Körper zu seyn scheint, in einem nicht ganz gesäuerten Zustande.
3. So wie durch den Gebrauch der Terra ponderosa muriata die Skrofelkrankheit vermindert wurde und ein kritischer Urin sich zeigte, wurde auch das Verhältniß der Phosphorsäure im Urin vermehrt.
4. Dies hielt bei dem rachitischen Kinde schwerer als bei dem skrofulösen.

Hieraus lassen sich folgende Resultate ziehen:

1. In der Skrofelkrankheit, so wie in der Rachitis (die überhaupt nur eine Modification der Skrofelkrankheit zu seyn und denn zu entstehen scheint, wenn die Skrofelkrankheit mehr auf die Knochen wirkt, ist die Absonderung der Phosphorsäure vermehrt, und sie folglich im Körper mehr angehäuft.
2. In der Skrofelkrankheit scheint sie im Körper weniger fest gebunden zu seyn, in der Rachitis mehr, wel-

Aber von ihrer Existenz bei der wirklich ausgebrochenen Skrofelkrankheit sind folgendes offenbare Beweise:

a. Die häufig weißen und grünen Stuhlgänge bei skrofulösen Kindern.

b. Saurer Geruch aus dem Munde, Heißhunger, und andere Anzeigen der Säure in den ersten Wegen.

c. Oft ganz sauer riechende Schweiße.

d. Schwache unkräftige Galle.

Die

ches sich auch hier aus ihrer Verbindung mit der Knochen- oder Kalcherde wohl erklären läßt.

3. Die Krise und Heilung dieser Krankheiten ist mit einer vermehrten Absonderung der Phosphorsäure verbunden.

4. Es ist folglich höchst wahrscheinlich, daß die bei der Skrofelkrankheit entstehende Verderbniß der Lymphe saurer Art und vorzüglich ein Product der Phosphorsäure ist, und an vielen Erscheinungen der Krankheit, z. B. der Verdickung und Concretion der Lymphe, den Knochenanfressungen, dem Uebergang in Rachitis rc. großen Antheil hat.

5. Es ergiebt sich hieraus, wie wichtig und wesentlich der Gebrauch erdigter und alkalischer Mittel (den die Erfahrung schon lange bestätigte) in diesen Krankheiten seyn müsse.

Ich brauche hierüber nicht weitläuftig zu seyn, da Herr Gärtner sowohl diese, als mehrere Versuche, die er mit dem Urin von verschiedenen Krankheiten angestellt hat, und die für die chemische Kenntniß der Krankheiten, besonders aber auch der Krisen wichtig sind, selbst dem Publikum mittheilen wird.

Die Entstehung dieser Säure in der Skrofelschärfe ist auf folgende Art begreiflich:

Einmal durch die Zersetzung der Bestandtheile der Lymphe, welche die Skrofelschärfe bewirkt, und wodurch die darin befindliche Phosphorsäure frei wird.

Zweitens durch die gehinderte Assimilation und Animalisation, wodurch die Säure der Nahrungsmittel nicht genug subigirt wird.

5. Bei einem hohen Grad von Verderbniß kann sie zulezt eine faulichte Beschaffenheit annehmen, und wirklich endlich den höchsten und bösartigsten Grad animalischer Fäulniß erhalten.

Dies geschieht auf der höchsten Stufe der Krankheit, dann, wenn entweder sehr bösartige Eiterungen und örtliche Korruptionen sich beimischen, oder ein großer Verlust der Lebenskraft sich einstellt. Hier entstehen oft plötzlich alle Anzeigen eines faulichten Zustands, colliquative faulriechende Schweiße und Durchfälle, skorbutartige Zufälle — deswegen man denn oft sagt, die Skrofeln haben sich mit Skorbut complicirt — wirkliches Faulfieber, heftige Blutungen, krebsartige und brandigte Geschwüre, Destructionen 2c.

6. Endlich kann sich auch bei einem hohen Grad von Korruption ein Contagium entwickeln, d. h. ein flüchtiger, spezifischer animalischer Stoff, der von einem Körper in den andern wirkt, und Infection erregen kann.

Man wird sich vielleicht wundern, daß ich auch diese Eigenschaft der Skrofelschärfe beilege, die von

Cullen und andern so sehr bestritten ist, und die die tägliche Erfarung so sehr zu widerlegen scheint.

Aber man erlaube mir, nur den Begriff von der ansteckenden Kraft der Skrofeln etwas genauer zu bestimmen, und man wird sehen, daß sie mit jener Meinung vollkommen bestehen kann. Vielleicht bin ich sogar so glücklich, dadurch einen Ausweg anzugeben, in welchen sich die streitigen Partheien vereinigen können.

Meine Meinung ist nemlich diese: die Skrofelkrankheit an sich ist keinesweges ansteckend, und kann es auch nicht seyn, da sie eine Krankheit der festen Theile und der Kräfte ist. Aber das Produkt derselben, die Skrofelschärfe, kann bei einer sehr erhöheten Korruption ein Contagium entwickeln.

Folgende Bemerkungen werden dies erläutern:

a. Es ist aus andern Beispielen erwiesen, daß eine ohne Ansteckung entstandene Krankheit ansteckend werden, d. h. ein Contagium entwickeln kann.

Contagium scheint mir ein eigenes Produkt der pathologisch-animalischen Chemie zu seyn, der sublimirteste Grad von animalischer Verderbniß, wodurch es möglich wird, daß auch die von dem Körper getrennten Partikeln desselben noch den Karakter jener spezifischen Verderbniß in dem Grade behalten, daß sie sie auch einem andern Körper mittheilen können. Es kann also jede beträchtliche und in den Grad verfeinerte Korruption ein Contagium entwickeln, und es wird daher immer und ewig schwer bleiben zu bestimmen, welche Krankheiten contagiös und nicht contagiös sind. — Das Ansteckende bleibt immer ein relativer Begriff; denn Einmal hängt es von dem Grade der Korruption ab und also von der Beschaffenheit und Lage des Subjects, in welchem es entsteht. Also kann in diesem Subject und unter diesen Umständen eine Krankheit ansteckend werden, die es in einem andern und unter andern Umständen nicht ist. Man kann also in 100 Fällen nichts Ansteckendes an einer Krankheit bemerkt haben, und im 101ten hat sie es doch.

Zweitens, es bezieht sich auch auf die Empfänglichkeit des Subjekts, auf welches gewirkt wird. Auch hier kann es 100 Subjekten vergebens applizirt werden, und dennoch bei dem 101ten wirken.

Daß sich aus einer gar nicht contagiösen Krankheit ein Contagium entwickeln kann, bestätigt die Erfarung. Eine Krätze kann ohne Contagium, blos durch eine Verderbniß oder Krise entstanden seyn, und sie steckt doch an. Schwindsucht kann ohne Contagium entstanden seyn, und dennoch entwickelt sie eins, besonders in heißen Ländern — ein neuer Beweis für die relative Entstehung. — Die Dysenterie mag entstanden seyn woher sie wolle, sobald sie einen hohen Grad faulichter Verderbniß erreicht, wird sie ansteckend. — Eben so ist es mit Friesel, Gicht und andern Krankheiten. — Man lege nur recht viele Fieberkranke zusammen, und halte sie innerlich und äußerlich recht heiß und unrein, und man wird bald ein Contagium erzeugt haben, das ganze Städte entvölkern kann, wie dies die Lazarethe in Kriegszeiten nur gar zu oft beweisen.

b. Es kann sich also auch bei der Skrofelkrankheit ein Contagium erzeugen, aber es scheinen mir dazu folgende Bedingungen erforderlich zu seyn:

1. Die Skrofelkrankheit muß schon wirklich das Stadium erreicht haben, wo sich die spezifische Skrofelschärfe entwickelt.
2. Die Lymphe muß schon einen hohen Grad von faulichter Verderbniß erhalten haben.
3. Es müssen äußere Eiterungen da seyn, wozu auch die Lungeneiterung gehört.

c. Aber bei der Ansteckung selbst ist zu bemerken:

1. Dies Contagium ist nichts weniger als flüchtig, und kann also nie ohne Berührung und zwar genauen und fortgesezten Umgang mitgetheilt werden.
2. Es erzeugt nicht die allgemeine wahre Skrofelkrankheit — denn dazu gehört eine eigene Atonie und Schwäche des Lymphsystems, die nicht durch einen contagiösen Reiz erzeugt werden kann —, sondern nur topische und Reizskrofeln — so wie jedes andere auf dies System wirkende Miasma, das venerische, Blattergift u. s. w. — also Kopfgrind, Drüsenknoten, Ausschläge, Geschwüre.

Alles dies läßt sich durch Erfarung hinlänglich beweisen.

1. Daß die Skrofelkrankheit an sich nicht ansteckt, hat Cullen, White, Diel öfters beobachtet, und ich selbst habe häufig skrofulöse und nicht skrofulöse Geschwister ohne Schaden zusammenleben und schlafen gesehen. — Ja, Herr Kortum impfte sogar Materie aus einem gutartigen Skrofelgeschwür ohne Schaden ein.

2. Aber dann, wenn bösartige Geschwüre da sind, wohin ich auch die skrofeligten Lungengeschwüre rechne, wenn Kopfgrind oder stark schwärende Ausschläge da sind, wenn jener faulicht hectische Zustand eintritt, dann zeigt die Erfarung allerdings, daß sich ein Contagium entwickeln kann. Beispiele davon finden sich bei Weber, Lalouette, Bordeu, Langhans, Brouzet, und ich könnte ebenfalls mehrere anführen. Vom Kopfgrind ist es eine allgemein bekannte Sache, daß man ihn von einem Subject auf das andere verpflanzen kann.

Es würde also eben so fehlerhaft seyn, bei diesem Grade skrofulöser Verderbniß noch sorglos in Absicht auf mögliche örtliche Ansteckung zu seyn, als es ungereimt wäre, sich im Anfange der Krankheit dafür zu fürchten.

Zweiter Abschnitt.

Erkenntniß und Verlauf der Skrofelkrankheit.

Die Skrofelkrankheit stellt sich uns in äußerst mannichfaltigen Formen und Erscheinungen dar, so daß die Erkenntniß derselben oft sehr schwer, und nur durch Auffassung der Totalität und den Rückblick auf alles vorhergegangene, oft sehr entfernte, möglich ist. Am natürlichsten und zweckmäßigsten lassen sie sich unter drei Klassen, oder eben so viel Graden der Krankheit, darstellen: die Anlage oder verborgene Skrofulosis, die entwickelte oder ausgebildete, und die vollendete oder zerstörende.

Erster Grad.

Die verborgene Skrofelkrankheit — Skrofelanlage.

(Diathesis, Dispositio scrofulosa).

Hier ist die Rede von dem Stadium der Skrofelkrankheit, wo sie sich noch nicht durch Drüsengeschwülste, Geschwüre, und andre gewöhnliche Skrofelzufälle äußert, wo sie noch mehr Anlage oder

Krankheit der Kräfte des lymphatischen Systems ist. — Gewiß eine sehr wichtige Untersuchung, denn hier irrt man sich am leichtesten, und hier kommt es vorzüglich darauf an, den im Hinterhalt lauschenden Feind aufzuspüren, theils weil er hier noch am ersten zu überwinden ist, theils weil man sonst oft ein ganz falsches Verfahren einschlagen kann.

Freilich darf man hier nie ganz bestimmte und karakteristische Kennzeichen erwarten, welche hier unmöglich sind, weil die Krankheit selbst noch keinen bestimmten und entwickelten Karakter hat. Aber hier ist es schon genug, Winke zu haben, die uns auf die Spur leiten können, und die wenigstens den höchsten Grad von Wahrscheinlichkeit geben. — Am sichersten geht man immer, wenn man nicht aus einzelnen Daten schließt, sondern immer mehrere zusammennimmt, wodurch sie erst Beweiskraft erhalten.

Ich will also hier die wichtigsten Erscheinungen anführen, die ich für die sichersten Verräther der verborgenen Skrofelkrankheit halte, und die mich noch am wenigsten getäuscht haben.

I. Der Rückblick auf die vorhergegangenen Umstände und Ursachen, die diese Krankheit zu erzeugen pflegen.

Je mehr von den angezeigten Ursachen in einem Subjecte zusammentreffen, desto größer wird die Wahrscheinlichkeit, daß auch hier Skrofelanlage sey. Besonders haben mich folgende selten getäuscht: Skrofulöse Eltern, durch Ausschweifungen geschwächte

Eltern, feuchte und dumpfige Wohnung, künstliches Auffüttern, kleistrige und schleimichte Nahrung, Unreinlichkeit. Wo ich diese Umstände, besonders mehrere zusammentreffend, finde, da trage ich kein Bedenken, Skrofelanlage zu vermuthen, und sie sind mir oft weit wichtiger, als die gegenwärtigen Erscheinungen.

Hieher gehört auch die endemische skrofulöse Beschaffenheit der Orte, welche in Feuchtigkeit und Mephitismus der Luft, in den gewöhnlichen Nahrungsmitteln, selbst der Lebensart und den Gewohnheiten der Einwohner, gegründet ist. — Sie ist ein wichtiger Grund Skrofeln zu vermuthen, denn es giebt Orte, wo sie zur Regel, und die nicht skrofeligten zur Ausnahme worden sind.

II. Der äußere Habitus.

Es existirt unleugbar eine gewisse Beschaffenheit des äußern Körpers, welche mit dem skrofeligten Zustande des Lymphsystems so unzertrennlich verbunden ist, daß man von einem auf das andere schließen kann.

Man kann sie die Skrofelphysiognomie nennen, und sie ist oft so karakteristisch, daß sie keinen Zweifel über die Existenz der Skrofelkrankheit übrig läßt.

Die wesentlichen dazu gehörigen Punkte sind:

1. Ein kurzer und dicker Hals.

2. Die Kinnladen etwas stärker und breiter wie gewöhnlich.

3. Ueberhaupt ein verhältnißmäßig zu großer Kopf, besonders das Hinterhaupt größer als gewöhnlich.

4. Das ganze Gesicht etwas aufgedunsen, mit einer überaus zarten, feinen, durchsichtigen Haut, die Farbe weiß mit angenehm untermischter Röthe, die Haare blond.

5. Mehrentheils blaue Augen, und der Augenstern weit und groß. Dies leztere verräth sehr oft schon den verborgenen Feind im Mesenterium.

6. Eine etwas dicke und angelaufene Oberlippe; ein Hauptkennzeichen, welches nicht trügt. Zuweilen ist sie nur periodisch dick.

7. Auch die Nase pflegt öfters anzuschwellen, wobei die Haut derselben röthlich und glänzend wird. Und oft bleibt sie anhaltend dick.

8. Der ganze Körper hat ein feistes wohl genährtes Ansehen, aber bei genauer Untersuchung findet man, daß es kein derbes elastisches Muskelfleisch, sondern mehr aufgedunsene schwammichte Masse ist.

9. Der Unterleib ist immer etwas dicker als gewöhnlich, wenn gleich noch nicht hart, was er erst in der Folge wird. Oft entstehen beträchtliche Auftreibungen durch die geringsten Veranlassungen.

III. Unregelmäßigkeiten und Fehler in den Entwicklungsgeschäften.

Es gehört zur Karakteristik der Skrofelanlage, daß dadurch manche Entwicklungen verspätet, manche befördert und übereilt werden. — Ich habe hierüber folgendes bemerkt:

1. Die Entwicklung der Zähne, der Knochenausbildung, der Muskularfunction, der Fähigkeit zu laufen, der Sprache, wird erschwert, verspätet, oder irregulär in ihren Successionen.

2. Hingegen die Entwicklung der Seelenkräfte und die der Zeugungskraft wird widernatürlich beschleunigt. Dies ist höchst merkwürdig und wird durch eine Menge Thatsachen bestätigt. — Gewöhnlich zeichnen sich Kinder mit Skrofelanlage durch frühzeitigen Verstand aus, aber immer auch durch einen frühreifen Geschlechtstrieb, und ich habe, was kaum glaublich scheint, Subjecte der Art gesehen, die schon im siebenten, achten Jahre auf die Onanie verfielen. — Ein wichtiger Wink für Erzieher, den frühzeitigen Verstand nicht immer für Vorzug, so wie die Onanie nicht immer für Laster zu halten. Beides ist oft nichts weiter als Krankheit, und besonders lezte ist sehr oft nur durch Mitwirkung medizinischer Mittel zu heben.

Selbst die späten Entwicklungen der Mannbarkeit werden oft durch Skrofelkrankheit gestört, und beide Fehler des ersten Menstruationsgeschäfts, ihr Außenbleiben oder Unordnung haben nicht selten eine oft verborgene, skrofulöse Diathesis zum Grunde.

IV. Verschiedene Arten von Uebelbefinden und Beschwerden, die oft für nichtsbedeutend gehalten werden, aber in gehöriger Verbindung vielbeweisend sind.

1. Oefteres Nasenbluten.

2. Häufiger Stockschnupfen, den ich vorzüglich häufig als Anzeige verborgener Skrofelkrankheit bemerkt habe.

3. Oefteres Röcheln, Schleimhusten und Anfälle des sogenannten Schleimstickflusses.

4. Oefteres Wundwerden der Kinder, zwischen den Beinen, unter den Achseln, ohne offenbare Ursache und ohne daß es den gewöhnlichen Mitteln der Reinlichkeit weichen wollte. — Immer ein Anzeiger scharfer Lymphe und verdorbener Secretion.

5. Oeftere kleine Ausschläge von unbestimmter Form, die leicht in Grinder übergehen.

6. Zuweilen Anschwellungen einzelner Theile, von lymphatischer Anhäufung und Infiltration. — Eine Art Oedem, welches aber keine Gruben läßt, und gewöhnlich wieder vergeht. Es äußert sich an einzelnen Armen oder Beinen, häufiger noch im Gesicht, und am Scrotum. — Ein Zeichen, worauf ich vorzüglich aufmerksam zu seyn bitte.

7. Schmerzhafte Empfindungen nach dem Laufe der lymphatischen Gefäße in den Extremitäten, periodisch erscheinend, zuweilen mit sichtbarer Anschwellung dieser Gefäße, die erscheint und wieder verschwindet.

8. Einigemal habe ich auch bei kleinen Mädgen eine Art von weißem Fluß, eine von Zeit zu Zeit aus der Vagina schwitzende schleimichte, oft scharfe Materie, als einen Vorboten und Anzeiger der Skrofelkrankheit bemerkt.

V. Oeftere Verdauungsfehler, von folgender Art:

1. Beständige Neigung zur Säure in den ersten Wegen, und Zufälle derselben.

2. Sehr ungleiche Beschaffenheit der Darmauslerung, bald zu trocken, bald zu flüssig, bald schleimicht, bald wie gehackt, bald grün, am seltensten von gehöriger Konsistenz und brauner Farbe.

3. Ungleicher und unnatürlicher Appetit, oft sehr stark, oft ohne Ursache fehlend: besonders große Neigung zu Mehlspeisen, und trocknem Brod.

4. Häufige Verschleimung des Darmkanals und Würmer.

5. Flatulenz und daher rührende öftere Anspannung des Leibes.

6. Oft Koliken und Krampfzufälle.

VI. Fieberanfälle von ganz eigner Art.

Es gehören dahin manche Fieber bei Kindern, die man bald mit dem Namen gastrischer, bald schleichender, bald Gekrößfieber, auch wohl Zahnfieber, belegt, die ich aber sehr häufig als Vorboten der Skrofeln und als Wirkungen der schon im verborgenen existirenden Skrofelkrankheit des Lymphsystems bemerkt habe, und daher lieber Skrofelfieber nennen möchte.

Ihr eigenthümliches ist folgendes:

1. Sie äußern sich am häufigsten in den ersten zwei Jahren.

2. Sie sind ganz unregelmäßig, ohne bestimmten Verlauf und Typus.

3. Auch ihre Dauer ist sehr verschieden. Zuweilen kommen nur einzelne Anfälle mit darauf folgenden langen Intermissionen; zuweilen aber dauern sie mehrere Wochen anhaltend, doch nicht heftig fort.

4. Die Hitze ist dabei sehr unbedeutend, nur periodisch etwas vermehrt. Mehr äußert sich Kälte, oft überlaufendes Frieren, Frostigkeit.

5. Es verbinden sich damit die oben genannten Verdauungsfehler, besonders Schleim und Säure.

6. Häufig ist ein anhaltendes Schleimröcheln und Schleimhusten damit verbunden.

7. Der Leib ist immer etwas aufgetrieben.

8. Die gewöhnlichen ausleerenden und auflösenden Mittel des Darmkanals schaffen zwar Erleichterung, aber keine radikale Hülfe. Im Gegentheil scheinen sie oft das Grundübel zu vermehren und zu verlängern.

Besser bekommen die eröffnend stärkenden Mittel, bittere Extracte, Eichelkaffee, Mittel, die auf das lymphatische System wirken, Antimonialia,

Bäder, mit einem Worte, die antiskrofulöse Methode.

9. Die Fieberbewegungen gehen unvermerkt in die wahre Skrofelkrankheit über, es erfolgen Drüsengeschwülste, Ausschläge, Grindköpfe, auch wohl Atrophia mesenterica.

Man glaubt öfters, daß die Skrofeln nun erst Folgen dieser Fieberbewegungen und dadurch bewirkte Metastasen sind, aber mir scheinen jene Fieberbewegungen oft nur der Uebergang der Skrofelanlage in die wirkliche Skrofelkrankheit, und schon eine Wirkung des geschwächten und gereizten Drüsensystems und der schlechten Lymphe zu seyn. Sie sind schon wahre Symptome des verborgenen Uebels, und zugleich das Mittel, wodurch der Zustand des Lymphsystems noch verschlimmert und das heimliche Uebel erst recht entwickelt wird.

Mir ist daher ein solches unbestimmtes chronisches Fieber — es versteht sich in Verbindung obiger Zeichen — schon oft Grund genug gewesen, eine verborgene Skrofelanlage zu vermuthen, und meine Behandlung darnach einzurichten.

Zweiter Grad.

Die ausgebildete Skrofelkrankheit.

(Scrofulosis manifesta).

Hierunter verstehe ich den Zeitpunkt der Krankheit, wo sie bestimmte und karakteristische Symptomen erzeugt, wodurch sie deutlich in die Sinne fällt, wo sie schon mehr in den Organismus eingreift, und bedeutendere Störungen bewirkt, und wo sich die spezifische Skrofelschärfe entwickelt.

Die karakteristischen Symptomen sind folgende:

1. Das erste und gewöhnlichste pflegen die sogenannten Skrofeldrüsen oder Knoten (Scrofulae) zu seyn.

Sie bilden sich zuerst in den Glandulis conglobatis, und erscheinen anfangs klein, von der Größe kleiner Erbsen, weich und elastisch, beweglich, ohne Schmerz und ohne Veränderung der Hautfarbe. Zuerst pflegen sie am Halse, besonders an den Seiten und nach dem Nacken zu, zu entstehen; daher die Untersuchung dieser Gegend zur Diagnose der Skrofelkrankheit von vorzüglicher Wichtigkeit ist. In der Folge, zuweilen auch schon früher, erscheinen sie auch unter den Armen, in den Weichen, an den Schenkeln und an allen Orten, wo Drüsen sind.

Nach und nach werden sie größer, fester und härter, wachsen mit den anliegenden Theilen zusammen, und werden dadurch unbeweglich. Es vereinigen sich dann oft mehrere zusammen, wodurch sehr bedeutend große Drüsengeschwülste oder auch ganze zusammenhängende Reihen oder Ketten von Knoten (Scrofulae concatenatae) entstehen. Selten schwillt eine Drüse allein an, sondern gewöhnlich mehrere zugleich. Ja bei den höhern Graden schwellen die Lymphgefäße selbst an, und lassen sich wie kleine Stricke oder Saiten anfühlen.

Das Karakteristische, und wodurch man eine Skrofeldrüse mit einiger Uebung leicht von jeder andern Geschwulst unterscheiden kann, liegt in dem eignen elastischen Gefühl, was sie dem drückenden Finger mittheilen. In diesem Zustande kann sie oft Jahre lang bleiben. — Im Anfang sind sie zuweilen flüchtiger Natur, erscheinen und verschwinden wieder.

Aber nach und nach, bald schneller, bald langsamer werden sie fester, härter, unbeweglich, bleiben entweder kalte unschmerzhafte Verhärtungen, oder die Haut wird roth, die Geschwulst schmerzhaft, und es bildet sich ein Entzündungszustand darin, der Vergrößerung des Uebels erzeugt, oder am Ende in Eiterung, aber immer in eine schlechte, nie in einen wahren Absceß, übergeht. Nicht selten gehen sie auch in andere Desorganisationen, in Scirrhus, ja in Verknöcherung, über.

Die Größe kann zuweilen einen ungeheuren Grad erreichen; ja bis zum Gewicht von 10 und mehr Pfund hat man sie beobachtet. Aber das sind keine Skrofeln mehr, sondern steatomatöse oder lymphatische oder cystische Geschwülste, die allerdings ursprünglich aus Skrofeln sich entwickelten.

Was den Ort betrifft, so kann man sie demnach in äußere und innere eintheilen. Die äußern entstehen an allen den oben benannten Theilen, ja es giebt Fälle, wo sie überall zugleich vorhanden sind, und der ganze Körper gleichsam mit Skrofeln bedeckt ist. Ja selbst in den Gelenken können sie sich fest-

festsetzen und die Bewegungen schwächen. — Aber auch in den Lymphgefäßen und Drüsen der innern Theile können sie sich eben so entwickeln. Am häufigsten geschieht dieses in dem Mesenterium, diesem eigentlich ganz aus diesen Gefäßen und Drüsen bestehenden Organ *). Man findet oft das ganze Gekröse voll solcher Drüsenknoten, von der Größe einer Erbse bis zur Größe von Wallnüssen, ja noch mehr, wodurch nothwendig die Bereitung und der Uebergang des Nahrungssafts ins Blut ganz verhindert wird, und die Art der Abzehrung entsteht, die wir Atrophia mesenterica nennen. Auch in der Leber und der *Milz* kommen sie nicht selten vor. Selbst im *Gehirn* habe ich sie gefunden. Vorzüglich aber ist nächst dem Gekröße die *Lunge* ihrer Entstehung ausgesetzt, wo man sie Tuberkeln nennt, und wo sie den Grund zur Phthisis tuberculosa s. scrofulosa legen.

Sie können durch ihren Sitz Ursache mancher unerkannter Uebel, zum Beispiel des verhinder-

*) Höchst sonderbar trennt *Henning* die geschwollenen Gekrösdrüsen von den Skrofeln, weil sie weicher wären und eine andere Ursache, nemlich einen unreinen Nahrungssaft, zum Grunde hätten. — Als ob die Konsistenz einen wesentlichen Unterschied bestimmen könnte, und als wenn nicht eben der schlechte Nahrungssaft eine Hauptursache der Skrofelkrankheit überhaupt wäre. Soviel kommt auf den richtigen Unterschied von Skrofel und Skrofelkrankheit, von wahren und symptomatischen Skrofeln, an, wie wir oben gezeigt haben, und wodurch die ganze Verwirrung der Begriffe gehoben ist.

ten Schluckens durch skrofulöse Knoten im Schlunde, des Asthma durch skrofulöse Hals- und Luftröhrendrüsen, der erschwerten Darmausleerung, des Hinkens u. s. w.

2. Hautausschläge von verschiedener Form, insonderheit der Kopfgrind. — Skrofulöse Kinder haben fast nie eine reine Haut. Am häufigsten leiden sie am Kopfgrind (Favus, Achores), der zuweilen in Tinea übergeht. Außerdem erscheinen Ausschläge von verschiedener und unbestimmter Form, bald mehr in die Klasse der Herpetischen, bald der Scabiosen fallend, ja zuweilen einen sehr hohen Grad von Bösartigkeit und Hartnäckigkeit annehmend. Aus der skrofulösen symptomatischen Krätze kann sich zuletzt eine wahre und contagiöse Krätze entwickeln. — Merkwürdig ist es, daß diese Hautkrankheiten etwas kritisches haben, und als Ableiter der Skrofelkrankheit von innern Theilen dienen.

3. Entzündungen drüsenreicher Theile, — besonders jene Augenentzündung, die unter dem Namen der skrofulösen (Psorophthalmia scrofulosa) bekannt, und eine der gefährlichsten und hartnäckigsten ist. Sie ist ein Hauptsymptom und Hauptzeichen der Skrofelkrankheit, und hat ihren Sitz in den Meibohmschen Drüsen. Es ist eine feuchte Augenentzündung, und ihr Wesentliches besteht darin, daß sie äußerstlangwierig, mit Geschwulst und einer häufigen klebrigen Absonderung der Augenlieder verbunden ist, wodurch dieselben Morgens ganz verklebt, ja oft

beständig verschlossen sind, daß eine große Lichtscheu damit verbunden ist, und daß leicht Trübheit und Desorganisation der Hornhaut die Folge ist. Oft läuft ein so scharfes Wasser heraus, daß die ganze Gegend um das Auge davon angefressen und wund wird. Selbst Thränenfisteln können dadurch entstehen. — Schon das öftere Entstehen der sogenannten Gerstenkörner an den Augenliedern ist ein Zeichen der skrofulösen Dyskrasie, und man kann bei Kindern, die oft daran oder an schwärenden Augen leiden, mit Sicherheit darauf schließen.

4. Blenorrhöen und Schleimanhäufungen. — Vorzüglich die Blenorrhoea oculorum et aurium, die fließenden Ohren. Doch auch bei Kindern weiblichen Geschlechts nicht selten auch eine Blenorrhoea Genitalium, eine Art von weißem Fluß. Ueberhaupt Schleimanhäufungen in der Brust und im Unterleibe, daher oft sehr hartnäckiger Schleimhusten, Magenschleim-Krankheiten und Verdauungsbeschwerden.

5. Harter, aufgetriebener Unterleib. — Eine Folge der schon aufgetriebenen oder verhärteten Gekrößdrüsen.

6. Das skrofulöse Geschwür. — Es entsteht gewöhnlich aus Skrofeldrüsen, die sich entzünden und endlich aufbrechen; doch kann es auch von dem höchsten Grade der Sekretionsverderbniß in absondernden Häuten (Augen, Ohren) oder als Metastase der Skrofelschärfe, auch in der äußeren Haut, entstehen. Es zeichnet sich dadurch aus, daß es nie

gutes Eiter, sondern eine wäßrige scharfe Gauche giebt, von Zeit zu Zeit an einer Stelle austrocknet, und an der andern wieder aufbricht, immer unrein ist, wenig schmerzt, und sehr langwierig und hartnäckig ist.

7. Lymphatische Geschwülste. — Elastische kalte Auftreibungen von verschiedener Größe und Gestalt, welche eine verdickte Lymphe mit Zellgewebe enthalten, und an allen Theilen entstehen können.

8. Der Kropf (struma). — Die Anschwellung der Schilddrüse und der benachbarten Drüsen, oft bis zu einer ungeheuren Größe, so daß zuletzt das Athemholen erschwert, der Rückgang des Bluts aus dem Kopfe gehemmt wird, und suffokatorischer oder apoplektischer Zustand entstehen kann. — Das Uebel ist häufig skrofulösen Ursprungs, und daher in den Gebirgsgegenden häufig, wo auch Skrofelkrankheit häufig ist. — Doch ist nicht zu leugnen, daß es auch eine blos örtliche Drüsenkrankheit, und von blos örtlichen Ursachen erzeugt seyn kann, z. B. von örtlicher Erkältung des Halses, Anstrengung und Luftverhaltung beim Bergsteigen, Singen, Blasen, Geburtsarbeit (daher Weiber, die viel gebohren haben, häufig daran leiden). Die merkwürdigste Eigenschaft ist unstreitig die endemische, nemlich in allen Gebirgsgegenden, welche wohl am meisten der Gebirgsluft, dem Gebirgswasser, dem Bergsteigen und dann auch der endemischen skrofulösen Diathesis zuzuschreiben ist.

Dritter Grad.

Die vollendete, zerstörende, und metastatische Skrofelkrankheit.
(Scrofulosis larvata, deleteria, consummata).

Dahin gehört

Einmal, wenn die Krankheit sich auf Systeme und Theile verbreitet, denen sie nicht ursprünglich angehört, wobei sie daher ungewöhnliche Formen der Erscheinungen hervorbringt, und leicht verkannt werden kann.

Zweitens, wenn sie lebensnöthige Organe angreift und unbrauchbar macht, oder wenn ihre Desorganisationen einen Grad der Bösartigkeit erreichen, der dem Leben gefährlich wird.

1. Die Skrofelsucht des Gekröses, die Darrsucht (Atrophia mesenterica). — Wenn die Gekrösdrüsen in immer größerer Menge verstopft, vergrößert und verhärtet werden, und dadurch endlich der Uebergang und die Verarbeitung des Nahrungssafts in das Blut fast gänzlich gehemmt wird, so bildet sich dieser Krankheitszustand aus, dessen Wesentliches darin besteht, daß der Nahrungsstoff in den Wurzeln (den Gekrösgefäßen) stecken bleibt, und nicht in den Stamm kommt. Die karakteristischen Symptome sind daher, äußerst, oft ungeheuer, aufgetriebener, harter Unterleib, mit gänzlicher Abmagerung und Vertrocknung der Extremitäten, so daß diese Kinder oft eine schreckliche Unförmlichkeit darstellen. Nicht selten gesellen sich die sogenannten Mitesser (Comedones)

hinzu, das heißt Verstopfungen (Infarkten) der kleinsten Hautdrüsen, die sich gleich kleinen Würmern daraus herausdrücken lassen, und die vom Volke fälschlich für die Ursache der Krankheit gehalten werden. Der endliche Erfolg ist völlige Absterbung, und diese Krankheit ist einer, und zwar der häufigste, von den tödtlichen Ausgängen der Skrofelkrankheit, entweder durch gänzliche Verstopfung und Unbrauchbarwerdung des Mesenterium, oder durch endliche Vereiterung der Gekrößdrüsen (Phthisis mesenterica).

2. Die weiße Gelenkschwulst, besonders die weiße Kniegeschwulst, (white swelling). Am häufigsten skrofulösen Ursprungs, und gewöhnlich mit chronischer Entzündung des Knochens und Caries verbunden, oder in sie übergehend.

3. Skrofulöse Entzündung des Hüftgelenks, (Luxatio spontanea). — Eine der vorigen ähnliche Affektion des Hüftgelenks, die nach und nach eine Exsudation in dem Gelenk erzeugt, den Hüftknochen aus der Pfanne treibt, dadurch Verkürzung des Fußes und Hinken erzeugt, und zulezt in Caries oder Anchylosis übergeht.

4. Die skrofulöse Wassersucht. — Es ist sehr natürlich, daß bei einer Krankheit, deren Grund Störung der Function des einsaugenden Systems ist, die Einsaugung leicht gehemmt werden, und auf diese Weise Wasseranhäufung entstehen kann. Am häufigsten sind ödematöse Anschwellungen äußerer Glieder, doch auch Bauchwassersucht, allgemeine Hautwassersucht, sehen wir

öfters aus skrofulöser Ursache entstehen. Ja selbst die Kopfwassersucht (Hydrocephalus, Hydrencephalon) der Kinder, sowohl die chronische als die jezt weit häufiger vorkommende akute, trage ich kein Bedenken, am häufigsten für skrofulöser Abkunft zu erklären, indem ich sie am häufigsten bei Subjekten von skrofulöser Diathesis entstehen sah, ja nicht selten beobachtete, daß sie entstand, nachdem vorher fließende Ohren oder Kopfgrind da gewesen, und diese durch unverständige äußere Behandlung unterdrückt worden, oder von selbst aufgehört hatten; auch mit dem Aufhören der innern Wasseranhäufung der Kopfgrind oder das Fließen der Ohren sich wieder einfanden.

5. Die Skrofelsucht der Lunge (Asthma scrofulosum, Phthisis scrofulosa, tuberculosa, Scrofulosis pulmonum.) — Sehr häufig wirkt die Skrofelkrankheit auf die Lungen, und erzeugt Verhärtungen der Lungendrüsen, wovon Husten, Schleimanhäufung, Beschwerden des Athemholens, flüchtige, periodische, endlich permanente Schmerzen, entstehen, und, wenn die Lunge bedeutend mit Skrofelknoten angefüllt ist, oder dieselben sehr beträchtliche Größe erlangen, diese Lungendesorganisation endlich die allgemeine Ernährung und Sanguification hindert, so daß Abzehrung und hektisches Fieber erfolgt, welcher Zustand Phthisis scrofulosa genannt wird. Sie tödtet auf doppelte Art, entweder durch immer mehr zunehmende Vertrocknung und Verhärtung der Lunge selbst, und

dadurch entstehende völlige Unbrauchbarwerdung dieses Lebensorgans — man hat Beispiele, daß fast die ganze Lunge in einem Skirrhus verwandelt worden — oder durch Uebergang der Verhärtungen in Vereiterung, und also der Phthisis tuberculosa in purulenta.

6. **Knochenzerstörungen**, (Paedarthrocace, Spina ventosa, Caries). — Hauptsächlich ist die Knochenauftreibung und Auflockerung (Spina ventosa) und verborgene Caries, ein häufiges Symptom der höhern Skrofelkrankheit.

7. **Der skrofulöse Krebs** (Cancer, Carcinoma scrofulosum). — Der skrofulöse Scirrhus geht endlich nicht selten in **Krebs** über; besonders kömmt als Folge des skrofulösen häufig die Art vor, die man Wasserkrebs nennt. Am meisten sind die Lippen diesem Uebel unterworfen. Doch ist auch der Krebs der Brüste und der Gebärmutter häufig skrofulösen Ursprungs.

8. Tabes abdominalis — Abzehrung durch Verstopfung und Verhärtung wichtiger Unterleibseingeweide, oft ganz neu erzeugte Pseudorganisationen, Steatomen, Skirrhositäten u. dgl., die sich erst später, in erwachsenen Jahren, aus jener ursprünglich skrofulösen Diathesis ausbildet, und oft spät noch den Tod herbeiführt. Ich habe öfter solche Fälle und Todesarten wahrgenommen, bei Personen, die in frühern Jahren skrofulös gewesen waren, und bei denen sich durchaus keine andere Ursache entdekken ließ.

9. **Skrofelsucht der Knochen, Rhachitis, Englische Krankheit** (Scrofulosis ossium). — Eine der wichtigsten und häufigsten Formen, in welcher die Skrofelkrankheit sich darstellt. — Ich nenne sie die **Skrofelknochenkrankheit**, denn ihr Wesentliches besteht in zwei Hauptkaraktern; **Einmal** darin, daß hier die skrofulöse Diathesis sich vorzüglich, oft ausschließlich, auf das Knochensystem wirft, daher wir oft bei dieser Krankheit gar keine Affektion der Drüsen, sondern lediglich Deformitäten der Knochen wahrnehmen; **Zweitens**, daß sich bei ihr immer eine Acescenz der Säfte, eine freie Phosphorsäure, entwickelt, die eben der Knochensubstanz so verderblich zu seyn scheint. Daß sie aber nichts anders ist, als eine Form der Scrofulosis, erhellt daraus ganz deutlich, daß sie aus den nemlichen Ursachen entsteht, welche die Skrofelkrankheit hervorbringen, und daß sie oft sich erst aus der schon vorhandenen Drüsenskrofelkrankheit ausbildet, und eine in die andere übergeht, wobei das bemerkenswerth ist, daß, wenn die Rhachitis ausgebildet ist, selten noch Skrofeldrüsen angetroffen werden.

Die diagnostischen Symptome der Rhachitis sind: Anschwellung der Knochenenden oder Köpfe, besonders von Hand- und Fußgelenken (daher die Benennung **doppelte Glieder**,) Schwierigkeit oder Unfähigkeit zu gehen und lange zu stehen, Krümmungen der Röhrenknochen, vorzüglich der Tibia, des Brustbeins, der Rippen, des Rückgrads, ungewöhnlich großer Kopf, besonders das Vorderhaupt vorgetrieben, Engbrüstigkeit, Brustverschleimung, Säure in den ersten Wegen, gewöhnlich frühe und lebhafte Geistesentwicklung.

10. Die skrofulösen Nervenkrankheiten. — Selbst das Nervensystem kann durch die Skrofelkrankheit in einen krankhaften Zustand versezt werden, und es können sehr hartnäckige Nervenkrankheiten entstehen, die offenbar keiner andern als dieser Ursache zugeschrieben werden können. Wir sehen oft, daß bei skrofulösen Subjekten die äußern Skrofelsymptome, Hautausschläge, Knoten ꝛc. verschwinden, und hierauf Krämpfe aller Art, Lähmungen, Hypochondrie und ähnliche Erscheinungen entstehen, welche wieder verschwinden, wenn jene äußern Skrofelzufälle wieder hervortreten. Der Fall ist hier doppelt: Entweder es entsteht eine skrofulöse Metastase auf das Nervensystem, oder es haben sich durch die Skrofelkrankheit örtliche Fehler, Drüsenknoten, Verhärtungen, Verknöcherungen und andre Desorganisationen im Gehirn, oder in oder an einem Nerven erzeugt, die ihn reizen und drücken, und so seine Thätigkeit entweder hemmen oder anomalisch machen.

So können auch chronische Leiden der Digestion, Diarrhöen, Verstopfungen, so wie Profluvien und Suppressionen der Organe, aus dieser Quelle entstehen.

11. Der Cretinismus. — Der höchste Grad, die vollendete Skrofelkrankheit, wo der ganze Mensch Skrofel wird, und der ganze Organismus nicht blos

in seinen körperlichen, sondern auch geistigen Entwicklungen so gehemmt und desorganisirt wird, daß er im Ganzen auf der Stufe der Thierheit stehen bleibt. Der ganze Habitus dieser Unglücklichen hat den skrofulösen Karakter. Der Ursitz der Krankheit ist auch hier das Entwicklungssystem, das lymphatische assimilirende, eben so wie bei der Skrofelsucht. Alle die entfernten Ursachen des Cretinismus sind auch die der Skrofelkrankheit, er ist endemisch, wie der Kropf, und eben da endemisch, wo es dieser auch ist, in den Gebirgen, es ist der Kropf in seiner höchsten, über den ganzen Organismus verbreiteten, Steigerung, ein in der Entwicklung und in dem Entwicklungssystem stehen gebliebener Mensch *).

Sehr wahrscheinlich ist es mir, daß manche andre Hemmungen und Zurückbleibungen der ersten Entwicklung, ja schon bei der ersten Entstehung und im Mutterleibe, z. B. die gehemmte Entwicklung des Gehör- und Sprachorgans, die angeborne Taubstummheit, oft nichts anders sind als unvollkommner, partieller Cretinismus, und ursprünglich herrührend von einer erblich mitgetheilten skrofulösen Diathesis. Mehrere Erfarungen haben mir diese Vermuthung bestätigt. Orte und Familien, denen die Skrofelkrankheit eigen ist, haben auch die meisten dieser Unglücklichen.

*) Das Lesenswertheste über diese merkwürdige Ausartung des Menschen findet sich in der neuen Schrift: Der Cretinismus, philosophisch und medicinisch untersucht von C. Iphofen. Dresden 1817.

Verlauf und Prognose der Skrofelkrankheit.

Die Krankheit ist eine der langwierigsten, hartnäckigsten und schwer zu heilendsten, die es giebt, denn sie ist eine konstitutionelle. Ihr Sein und Wesen ist so tief in dem Grundsystem des Organismus selbst, dem lymphatischen oder Aneignungs-System, gegründet und verwachsen, daß eine Umänderung und Verwandelung der Konstitution selbst erforderlich ist, um die Krankheit gründlich und dauerhaft zu heben.

Diese Umänderung der Konstitution vermag nun weit mehr das Leben selbst, als die Kunst, zu bewirken, und daher finden wir auch, daß der Fortgang des Lebens selbst oft die Krankheit am besten mindert oder aufhebt, und daß die Entwicklungsperioden und Stufen des Lebens, so wie sie anfangs das Hervortreten der Krankheit begünstigen, so in der Folge ihr Aufhören herbeiführen.

Am meisten ist die Zeit des kindlichen Alters, der Zeitraum der fortdauernden Schöpfung und Productivität, auch die Zeit dieser eben in dieser Sphäre und ihrem System begründeten Krankheit. Daher ist sie in der Regel Kinderkrankheit und eine der häufigsten. Ja nicht selten erscheint sie gleich im ersten Jahre, ja bald nach der Geburt, welches denn ein Beweis ist, daß sie ein Erbtheil und ein Produkt der Zeugung ist. — In den ersten zwei Lebensjahren pflegt sie am meisten die Gekrößdrüsen zu ergreifen, in den Jahren der Mannbarkeit mehr die Lungen. — Oft aber erscheint die Krankheit erst mit dem dritten und vierten Jahre. Ja ich habe Beispiele gesehen, wo sie erst mit dem siebenten, ja, wiewohl selten, wo sie erst mit der Mannbarkeit hervortrat.

Der gewöhnliche Fall ist der, daß die Skrofeln der ersten Kindheit mit der Periode des siebenten Jahres verschwinden, zuweilen dauern sie aber bis zur Periode der Mannbarkeit, und verlieren sich alsdann erst. Ist sie aber sehr tief eingewurzelt, so begleitet sie den Menschen durchs ganze Leben, und tritt immer wieder in verschiedenen Formen hervor.

Sehr häufig sind auch Pausen ihrer Wirksamkeit, und das scheinbare Verschwinden ist nur ein Schlafen des Krankheitskeims. Jahre lang ruht das Uebel, der Kranke glaubt sich geheilt; plötzlich bricht es in einer neuen, oder auch der alten Form, wieder hervor. Ja man hat bemerkt, daß selbst nach dem vierzigsten Jahre mit eintretendem Alter, bei Weibern mit dem Aufhören der Menstruation, die während 20 Jahre, genug während der Zeit des kraftvollen und sexuellen Lebens, verschwundene Krankheit, wieder in Drüsenverhärtungen, oder herpetischen Hautübeln, oder Geschwüren und ähnlichen Erscheinungen, hervortrat, und, so wie in andern Stükken, so auch in diesem der Karakter der Kindheit wieder rege wird. Der in dieser Periode entstehende Scirrhus und Cancer, die nun erst ausbrechende knotige Lungensucht oder Engbrüstigkeit oder Tabes abdominalis, sind gar oft nicht neuerzeugte Krankheiten, sondern Produkte der bisher ruhenden und nun neu erwachenden skrofulösen Diathesis.

Besonders bemerkenswerth ist hierbei das zweifache Schema, in welcher die Krankheit sich äußert, das äußere und das innere, wonach man sie in die äußere und innere Skrofelkrankheit eintheilen kann. — Zuweilen nemlich gewöhnlich zuerst, geht die ganze Tendenz der Krankheit nach außen, und erzeugt äußere Drüsengeschwülste, Hautkrankheiten, Geschwüre, Augenentzündungen u. s. w., und so lange diese dauern, bleiben die innern Theile frei. Verschwinden aber diese, oder werden sie durch blos äußere Mittel unterdrückt, bei fortdauernder innerer Diathesis, so entstehen nun Affektionen innerer Theile, die weit gefährlicher sind, Gekröß- und Lungenskrofeln, Kopf- und Bauchwassersucht, Nervenkrankheiten — die innere Skrofelkrankheit. Und diese kann wiederum aufgehoben werden durch Wiederherstellung der äußern Form. Auf diesem stellvertretenden Wechsel der beiden Formen beruht ein Hauptgrund der ganzen Behandlung. Hierauf beruht die bekannte, und von mir unzähligemal bestätigt gefundene, Wahrheit, daß Kinder, welche früher an Kopfgrind, Milchgrind oder andern Ausschlägen gelitten hatten, frei von innerer Skrofelkrankheit blieben und gewöhnlich in der Folge die gesündesten wurden.

Es läßt sich die Vorstellungsart einer krankhaften Vegetation in der That auf diese Krankheit vorzüglich passend anwenden. Der Keim entwickelt sich allmählig, wuchert bald mehr nach aussen, bald nach innen, (daher bald mehr das äußere, bald das innere Schema der Krankheit, das sich gegenseitig aufhebt), erzeugt mannichfaltige Blüthen, mit welchen er zuweilen auch ganz abstirbt, und die ganze Vegetation aufhört, zuweilen aber fortwächst, immer neue Produktionen hervortreibt, in immer tiefere Systeme einwächst; zuweilen aber lange, ja Jahre lang schläft, dann aber, durch begünstigende Umstände geweckt, von neuem zu vegetiren anfängt.

An und für sich ist die Krankheit nicht tödlich, und sie kann das ganze Leben hindurch dauern, ohne tödliche Folgen hervorzubringen, aber sie kann tödlich werden, und wird es leider nicht selten, dadurch, daß sie edle Eingeweide ergreift, oder lebensgefährliche Zerstörungen hervorbringt. Und so kann es geschehen, daß sie, nachdem sie zwanzig, dreißig, vierzig Jahre unschädlich gedauert hat, dann erst tödlich, und oft unter ganz andern Namen, tödlich wird. Ich habe solche Personen erst im vierzigsten Jahre in die Skrofellungensucht verfallen und daran sterben sehen.

Die gewöhnlichsten Krankheiten, wodurch die Skrofelkrankheit den Tod herbeiführt, sind: die Atrophie, die Lungensucht, die Wassersucht, der Krebs, der Knochenfraß, das bösartige Geschwür.

Dritter Abschnitt.

Heilung der Skrofelkrankheit.

Nach dem, was ich bisher von der Natur und Entstehung der Skrofelkrankheit gesagt habe, beruht die ganze Kur auf folgenden Indicationen:

I. Das lymphatische System und die Faser überhaupt muß gestärkt werden. — Stärkung ist die Basis der ganzen Skrofelkur, und selbst, wenn auflösende, ausleerende, reizstillende Mittel nöthig sind, muß jene Hauptindikation nie vergessen werden. Aber Stärkung im weitesten Umfange, nicht blos durch Arzneimittel, sondern auch durch Diät; nicht blos durch adstringirende und bittere Mittel, China, Martialia, Eichelkaffee, Bäder rc., sondern auch durch Nahrung, Genuß der reinen freien Luft u. s. w.

II. Die regelmäßige und gleichförmige Thätigkeit des lymphatischen Systems muß wieder hergestellt, eine freie und thätige Resorption bewirkt, und die krankhafte, ja oft bis zum Entzündlichen gesteigerte, Reizbarkeit desselben gehoben werden.

Zu dieser Klasse gehören alle die Mittel, welche entweder durch einen spezifischen Reiz auf das

Lymph-

Lymphsystem zu wirken, den spezifischen Skrofelreiz aufzuheben, und die Resorptionskraft zu verstärken vermögen, oder durch antispasmodische Kraft den krampfhaften Karakter in demselben auslöschen, und das Gleichgewicht in den Wirkungen desselben wieder herstellen, oder durch ableitenden Gegenreiz die ungleich vertheilte Reizbarkeit ins Gleichgewicht setzen. Also vorzüglich laue Bäder, Antimonialia, Mercurialia, Cicuta, Dulcamara, Belladonna, Opium, und andere Narcotica, Baryta und Calx, Guaiacum.

Auch die stärkenden Mittel gehören mit hieher, weil es Reizbarkeit der Schwäche ist, die sie oft am besten heben können.

III. Eine gute, reine, kräftige und belebende Lymphe muß gegeben werden, dazu reine, frische, kräftige Nahrung, Bäder, reine trockne Luft, Licht und Sonne.

IV. Die nächsten Wirkungen der Skrofelkrankheit, die Verstopfung der Drüsen, und die Skrofelschärfe der Lymphe, müssen besonders in Rücksicht genommen und verbessert werden.

Zwar ist nicht zu leugnen, daß, da dieses nur Wirkungen der Skrofelkrankheit sind, diese Indication auch schon durch obige Mittel erfüllt wird, denn, wenn man die Schwäche und krampfhafte Reizbarkeit des lymphatischen Systems hebt, so hebt man auch schon dadurch die Drüsenstockungen, die eine Folge entweder der Schlaffheit oder des Krampfs sind, und eben so muß auch die Erzeugung der spezifischen Schärfe aufhören, die erst Folge der Schwäche und spezifischen Reizbarkeit ist. — Allein wir können diese Wirkungen doch auch wieder als Fehler an und für sich betrachten, und oft ist die Stockung schon so fest, und die Schärfe so zum Bestandtheil unserer Säfte worden, daß es nicht genug ist, jene Grundursachen gehoben zu haben, sondern man muß auch solche Mittel zu Hülfe nehmen, die eine unmittelbare, das Verdickte schmelzende, und die Lymphe reinigende und verbessernde Kraft haben. Ferner man muß nun die Krankheit nicht blos als Fehler der festen, sondern auch der flüssigen Theile betrachten, und die Mittel anwenden, wodurch diese Schärfe (besonders ihre saure Natur) neutralisirt, abgeleitet, ausgeleert, oder die kritischen Bewegungen, die die Natur zu ihrer Ausstoßung erregt, unterstützt, oder die Metastasen derselben auf wichtige Theile verhütet oder wieder aufgehoben werden. Hieher gehören die frischen und inspissirten Kräutersäfte, besonders Tussilago, Beccabunga, Taraxacum etc. Kalchwasser, Absorbentia, Alcalien und Seifen, Bäder, Gegenreize, künstliche Geschwüre u. s. w.

V. Da die Verdauung immer leidet, und Säure, Schleim oder Wurmstoff immer da sind, sie mögen nun Ursach oder Wirkung seyn, und da sie die Krankheit unterhalten, ja alle wahre Heilung unmöglich machen können, so halte ich's für eine

Hauptindication, die ersten Wege davon frei zu machen, und insbesondere die Säure zu tilgen.

Diese Indication muß eigentlich immer den übrigen vorausgehen, und man sollte keine Skrofelkur unternehmen, wo man nicht erst durch Schleim auflösende Brech- und Purgirmittel, Wurmmittel u. s. w. sich freie Wege gemacht hätte. — So ist es auch immer nöthig, im Verlauf der Kur, von Zeit zu Zeit diese Indication zu befolgen, und dadurch die Wirksamkeit der originellen Skrofelmittel zu erhöhen. — Ich kann versichern, daß ich oft bei der Kur der wahren Skrofeln, wenn sie nicht schon zu tief eingewurzelt waren, nichts weiter nöthig gehabt habe, als den fortgesezten Gebrauch der schleimauflösenden und Wurmmittel. Waren erst diese Uebel gehoben, so erholte sich das lymphatische System von selbst. Das nämliche gilt von der Säure in den ersten Wegen und dem Gebrauch der absorbirenden Mittel.

Ich bin überzeugt, daß schon oft die einzige Ursache, warum die China in der Skrofelkrankheit nicht gut thun wollte, darinne lag, daß man diese nöthige Reinigung der ersten Wege versäumt hatte, ohne welche China nie bekommt.

VI. Die entfernten Ursachen, die im ersten Abschnitt angegeben sind, müssen weggeschafft werden, denn wenn diese fortfahren zu wirken, ist die Kur der Skrofeln unmöglich.

Sehr viel kommt aber bei der Ausführung der Kur auf die gehörige Succession der Mittel, Auswahl der Zeiten und Berücksichtigung der besondern Umstände an, und eine kurze Uebersicht der Skrofelkur im allgemeinen ist folgende:

Den Anfang der Kur mache man immer mit den unmittelbar auf Verbesserung und Eröfnung des lymphatischen Systems und Reinigung der Lymphe gerichteten Mitteln, den Merkurialien, Antimonialien, vegetabilischen Resolventien, mit untermischten Reizungsmitteln der ersten Wege.

Erst wenn dadurch die Verstopfungen und Anschwellungen des Drüsensystems, die Hautausschläge die Entzündungen und andere Symptome der Skrofelschärfe gehoben, oder wenigstens bedeutend verbessert sind, gehe man allmählig zum Gebrauch der fixen Robarantien über. Das einzige, was man schon früher, ja schon von Anfang anwenden kann, ist der Eichelkaffee.

Man beobachte überhaupt wohl den Unterschied unter dem entzündlichen und atonischen Karakter der Skrofeln, der die Behandlungsart gar sehr bestimmt. Oft ist, troz aller zum Grunde liegenden Schwäche des Ganzen, dennoch im Gefäßsystem, wenigstens örtlich, ein so entzündlicher Karakter entwickelt, daß eine Zeit lang nur antiphlogistisch durch Mittelsalze, Calomel, Ableitungsmittel, verfahren werden darf, ja oft, z. E. bei heftigen Augenentzündungen, örtliche Blutentziehungen nöthig sind, und die Anwendung stärkender Mittel großen Schaden bringt, welche dann erst nach völlig gehobenem entzündlichen Zustand angewendet werden dürfen. — Oft aber ist auch gleich von Anfang an ein so entschiedener Zustand der Schwäche und Reizlosigkeit vorherrschend, daß man gleich von Anfang an sehr dreist die Naborantien brauchen kann, welches besonders bei der rachitischen Form der Fall ist, wo die Eisenmittel oft von Anfang an eben so wohlthätig sind, als bei der reinskrofulösen die Merkurialmittel.

Die Radikalkur bei schon eingewurzelter Skrofelkrankheit muß eigentlich mit dem Leben gehen, und dasselbe eine Reihe von Jahren hindurch begleiten. — Das, was man gewöhnlich Skrofelkur nennt, ist nur die symptomatische. Man begnügt sich, wenn die Skrofelknoten, oder die Ausschläge ꝛc. verschwunden sind, und nennt nun den Kranken geheilt. Aber das Grundübel ist noch vorhanden, und nach längerer oder kürzerer Zeit erscheinen wieder neue Symptome. — Hier muß also so verfahren werden: Von Zeit zu Zeit, besonders wenn die Symptomen der Krankheit hervortreten, lasse man die spezifischen Skrofelmittel, besonders Merkurialien und Antimonialien, so lange brauchen, bis die Symptomen gehoben oder merklich verbessert sind. Hierauf in der Zwischenzeit Stärkungsmittel mit Resolventien verbunden, und die Diätkur. Geht es nun gut, so läßt man den Kranken Monate lang ohne alle Arzneimittel, aber mit Fortsetzung der diätetischen Behandlung, besonders der Bäder und des Eichelkaffees. — So kann es allmählig, und im Verlauf von Jahren gelingen, die Skrofelanlage ganz auszulöschen.

Endlich ist noch ein Hauptpunkt der Kur bei hartnäckigen Skrofelkrankheiten nicht zu übergehen, nemlich die Tendenz der Krankheit möglichst nach außen zu erhalten. — Er beruht auf den oben angegebenen Grundsatz des zweifachen Schema der Krankheit, des innern und des äußern, und daß eins das andere aufzuheben vermag. Denselben Weg muß die Kunst gehen, und es ist unglaublich, welcher Vortheil dadurch erhalten wird. Einmal sichern wir dadurch den Kranken dafür, daß das Uebel nicht tiefer in den Organismus dringt und innere Theile angreift, und zweitens wird die ganze Kur der Krankheit dadurch erleichtert, wenn wir sie in der Oberfläche erhalten. — Die Hauptmittel dazu sind Bäder, Hautreize und künstliche Geschwüre. — Unzählige Beispiele könnte ich anführen, um dies zu beweisen. Aber statt aller stehe hier eins, welches alles sagt: Ein schwächliches Kind litt von seiner Geburt an an Skrofelanlage und manchen darauf hindeutenden Erscheinungen. Im zweiten Jahr ließen ihm die Eltern Löcher in die Ohrenläppchen stechen. Diese Wunden entzündeten sich, geriethen in starke Eiterung, und diese erregte einen allgemeinen heftigen grindigen Ausschlag über den ganzen Körper, der ein ganzes Jahr dauerte, und in der Zeit allen Mitteln widerstand. Nach Endigung dessen erschien das Kind wie neu belebt, gesund und kraftvoll, und ist seitdem, es ist nun 10 Jahr alt, völlig gesund geblieben, und hat nie wieder einen Anfall von Skrofelzufällen oder Ausschlägen gehabt. — Diese Geschichte zeigt auffallend, einmal die große

Kraft unbedeutend scheinender örtlicher Reize zur Erweckung des schlafenden Krankheitskeims, zweitens die wohlthätige Wirkung künstlicher Geschwüre in dieser Krankheit, und endlich die Wichtigkeit des Hautschematismus in derselben, und daß er als vollkommne Krise für das Ganze dienen könne.

Hieher gehört selbst das plötzliche Unterdrücken oder Wegnehmen eines örtlichen Affekts durch blos örtliche Mittel, wenn sich die Natur an diese Affection, als ein Organ der pathologischen Thätigkeit schon gewöhnt hat. Dahin gehören örtliche Hautkrankheiten, pathologische Sekretion, Pseudorganisationen, Geschwülste u. dgl. — Nimmt man ein solches Uebel plötzlich weg, so nimmt man der Natur ihr Organ, und drängt dadurch die pathologische Thätigkeit nach innen, und nöthigt sie, sich ein neues pathologisches Organ zu bilden, es entsteht eine innere Verhärtung, Vereiterung oder ähnliches, nach den Gesetzen des Antagonismus. — So habe ich oft nach plötzlicher Unterdrückung von Hautausschlägen, Augenentzündungen, innere Skrofelsucht entstehen sehen; ja selbst nach der chirurgischen Wegnahme einer Skrofelverhärtung, Anschwellungen und Skrofelverhärtungen innerlicher Eingeweide entstehen sehen, nach Amputation des Brustskirrhus Skirrhositäten in der Lunge, des verhärteten Testikels, Verhärtungen in dem Unterleibe, wo solche Diathesis noch im Körper war. — Ein wichtiger Wink für Wundärzte, in solchen Fällen erst die innere Diathesis aufzuheben, und nach der Operation neue [illegible]vertretende pathologischer Organe, Fontanellen u. dgl. zu erzeugen *).

Ich gehe nun zu der besondern Kur dieser Krankheit und zu der Betrachtung der speciellen Mittel über, wobei ich aber nochmals die schon im Anfange gemachte Bemerkung wiederholen muß, daß man hier keinen ausführlichen Katalog aller je gegen die Skrofeln angewendeten Mittel erwarten darf, sondern nur eine umständliche Darstellung derer, die sich mir durch Erfarung am meisten empfolen haben.

Ich theile die ganze Kur der Skrofeln in die diätetische und medizinische ein, eine Eintheilung, die wohl nirgends nöthiger ist, als hier, weil die diätetische Behandlung hier keineswegs blos ein Unterstützungsmittel der Kur, sondern wirklich die Kur selbst und gar oft wichtiger noch, als die eigentliche arzneiliche Behandlung ist.

*) Viel Lesenswerthes sagt hierüber Autenrieth in den Tübinger Blättern. B. II. 2.

Erstes Kapitel.

I. Die diätetische Behandlung.

Man erfüllt dadurch schon die Hauptindication: Wegschaffung der Ursachen. Oft kann sich nun die Natur allein schon helfen, und die Kur macht sich dann oft von selbst. Wenigstens ist es weit eher möglich, durch Diät allein, ohne Arzneien, die Skrofeln zu kuriren, als durch die schönsten Mittel, ohne diätetische Behandlung.

Ferner, was sind alle künstliche und Apotheker-stärkungsmittel gegen die, welche uns die Natur anbietet, und Diätetik gehörig brauchen lehrt. Sie erfüllt also eine zweite Hauptindication, Stärkung der Faser, des Tons und der Lebenskraft am allervollkommensten.

Eben so finden wir hierin, in dem Genuß gesunder Nahrung und gesunder Luft die herrlichsten Mittel, die Lymphe zu verbessern.

Und endlich liegt in der Diät allein die große Kunst, die Skrofeln zu verhüten, und ich kann also diesen Abschnitt zugleich als die beste Präservativmethode dieser Krankheit empfehlen, und als das

Geheimniß, wenn man sie allgemein annehmen wollte, die Skrofeln ganz auszurotten, — denn dies liegt nach meiner Meinung blos in zweckmäßiger Diät und physischer Erziehung.

Hierzu gehören folgende Punkte:

I. Eine gesunde und angemessene Nahrung.

Sie muß leicht, verdaulich, der Säure widerstehend, und nicht schwächend seyn. Eine gehörige Verbindung der animalischen und vegetabilischen Kost ist hierzu am schicklichsten. — Alle grünen Gemüse, besonders Wurzelwerk mit Fleischbrühe gekocht, Kräuterbouillons, magere und leicht verdauliche Fleischspeise, zum Getränke Eierwasser (von einem Eidotter in 2 Pfd. Wasser zerrührt und etwas Zucker zugemischt), oder ein gutes, nicht zu starkes Bier, Selzer oder Fachinger Wasser.

II. Reine und trockne Luft.

Diese ist ganz unentbehrlich. — Wohnt der Patient im Erdgeschoß und feucht, so ist eine Radikalkur völlig unmöglich. Die Ursache liegt theils in der Feuchtigkeit, theils in der kohlensauren Luft, die beide durch ihre Schwere den Boden suchen.

Der Patient muß also, soviel es nur Jahreszeit und Witterung erlauben, den ganzen Tag in freier Luft zubringen, und zwar an einem Orte, der den Sonnenstrahlen ausgesetzt, trocken, und mit reicher Vegetation begabt ist; Kinder am besten auf trocknen Grasplätzen — ein Hauptpunkt der physischen Erziehung und der Verhütung der Skrofeln. — Er muß in einem hohen Stockwerk wohnen, wo möglich ganz die animalisirte Stadtluft meiden, und Landluft, besonders von hohen trocknen Gegenden, genießen. — Hauptsächlich empfehle ich die größte Aufmerksamkeit auf die Kinder- und Schlafstuben, weil da das Kind den größten Theil seines Lebens zubringt. Hier, glaube ich, an dem Orte, den viele Eltern und selbst Aerzte gar nicht zu sehen bekommen, ist gar oft die eigentliche Pflanzschule der Skrofeln zu suchen. Man denke sich ein Zimmer in einer dunkeln und winkligten Gegend des Hauses, meist im Hofraum — denn die besten Zimmer braucht man zu wichtigern Geschäften, Besuchen u. dgl. — in diesem Zimmer fünf und mehr Betten zusammengedrängt, eben so viel Menschen darinne athmend, die Fenster den ganzen Tag verschlossen, weil das Gesinde die Wärme liebt, dazu noch die Wäsche am Ofen hängend, um auszutrocknen, oder den Brodteig um auszugähren, und um den Pot-pourri vollständig zu machen, schmutzige Wäsche, Windeln, verunreinigte Betten, ja wohl Nachtgeschirr und Nachtstühle, — und man hat das Bild des Aufenthalts, in dem bei uns größtentheils die Hoffnung der künftigen Zeiten seiner Bestimmung entgegen reift. Denkt man sich die fürchterlich verdorbne Luft, in welcher ein solches Kind die ersten Jahre seines Lebens zubringen muß, und den genauen Zusammenhang, der zwischen Luftbeschaffenheit und Lymphsystem ist, wie oben gezeigt worden; ist es da wohl ein Wunder, wenn Skrofeln entstehen, und wenn sie immer allgemeiner werden? — Ich habe schon oft da die Hauptquelle gefunden, und ich bitte Eltern, Aerzte und Erzieher, auf diese Quellen so großer Uebel, die Kinderstuben, aufmerksamer zu seyn, und da für immer offne Fenster, Ventilatoren, freie Lage, Entfernung aller ausdünstenden Dinge und besonders zu vieler Menschen, zu sorgen.

Man wird dadurch die Skrofelkrankheit gar sehr verhüten, und wenn sie schon da ist, das beste zur Kur beitragen.

III. Körperliche Bewegung.

Auch dies ist conditio sine qua non. Ein Kind, das, sobald es laufen kann, den größten Theil des Tags mit Bewegung in freier Luft zubringt, wird schwerlich Skrofeln bekommen, und wenn sie schon da sind, weit leichter zu kuriren seyn. — Der Patient muß also auf alle Art, aufgemuntert werden, sich nicht etwa blos passive, sondern active Bewegung durch Spiele, Laufen, Ringen, gymnastische Uebungen u s. w. zu geben. Denn nur diese verdient den Namen wahrer Bewegung, nur die active stärkt den Ton der Faser durch Verkürzung derselben, nur sie befördert die Resorption des Lymphsystems und die Thätigkeit der Secretionen, nur sie bewirkt einen verstärkten Antrieb der Nerven- und Lebenskräfte in die Muskulartheile, Knochen und den ganzen äußern Menschen, ist also ein Hauptmittel zur gleichförmigen Verbreitung der Kräfte, und erfüllt auf diese Weise die hauptsächlichsten Indicationen zur Kur. — Man gebe daher ums Himmelswillen dem Trieb der Kinder zum Sitzen und Lernen nicht zu viel nach; er ist schon Kränklichkeit und Unnatur, und solche Kinder müssen gerade am meisten zur Bewegung angetrieben werden.

Ist die Krankheit schon eingewurzelt, dann sind die allerstärksten Bewegungen nöthig, und zwar immer im freien und auf grünen Rasen, oder unter Bäumen. Ich habe einigemal gesehen, daß Skrofeln, die vergebens durch die ausgesuchtesten Mittel bekämpft worden waren, sich von selbst verloren, als der Patient anfing zu reiten, oder eine andre stark bewegte Lebensart zu führen.

Das Fahren ist freilich in diesem Sinn gar keine Bewegung, und höchstens als ein mechanisches Erschütterungsmittel zu Zertheilung der Stockungen zu betrachten, aber nie wird es die Stärkung des Tons, die Erweckung und gleichförmige Vertheilung der Lebenskräfte bewirken, die die activen Bewegungen hervorbringen. — Man lasse sich also ja nicht durch das Wort Bewegung verführen, dies für gleichbedeutende Dinge zu halten. Nur für kleine Kinder und für äußerst schwache mag es dienen.

IV. Friction.

Dieses große und herrliche Mittel ist hier in aller Absicht passend. Es wirkt fast wie die Bewegung, stärkt die Faser, und sezt sie in Thätigkeit; es excitirt die Oscillation der feinsten Blut- und

Lymphgefäße und der Absonderungsorgane, vorzüglich löset es Stockungen und Hemmungen des Umlaufs vortrefflich auf, so daß man selbst harte Drüsenknoten blos dadurch zertheilet hat. Auch muß man es zugleich als eine animalische Electrisation betrachten. Man frottire also täglich den ganzen Körper eines Skrofulösen wenigstens zweimal mit Flanell, trocknem Badeschwamm oder Fleischbürste. Der Flanell kann vorher mit balsamischen Dämpfen durchgeräuchert werden, welches ganz ausnehmend stärkt. — Besonders ist es für Schwache und Kinder zu empfehlen, wo es die Bewegung ersezt.

V. Möglichste Reinlichkeit, und zwar im weitesten Sinn — Hautkultur.

Da ich dies ebenfalls für eine ganz unumgängliche Bedingung theils zur Verhütung, theils zur Heilung der Skrofeln halte, so will ich hier genau bestimmen, was ich darunter verstehe.

Ueberhaupt ist mein Grundsatz dabei dieser: Es muß alles entfernt werden, was Stoff zu einer unreinen oder fehlerhaften Resorption von außen geben könnte. Dazu gehört folgendes:

1. Tägliches Waschen des ganzen Körpers mit frischem kalten Wasser, worauf jedesmal das Frottiren folgt. Hierdurch verbindet man zugleich ein großes Reinigungs- und Stärkungsmittel.

2. Alle Wochen ein auch wohl zweimal ein laues Bad, wovon gleich mehr gesagt werden wird.

3. Oefteres Wechseln der Wäsche.

Ich kenne nichts verderblichers als die Gewohnheit, Kinder Wochenlang die nämliche Wäsche tragen zu lassen, und auf diese Weise die Excreta des Körpers ihnen immer wieder zu inoculiren, und zulezt die ganze Haut in einen Zustand von Atonie und Schlaffheit zu versetzen.

Wer daher Skrofeln verhüten oder heilen will, muß den Kindern täglich oder wenigstens alle zwei Tage frische und trockne Wäsche geben, welche, wenn schon die Krankheit weit gediehen ist, sehr vortheilhaft mit balsamischen Substanzen durchräuchert werden kann. — Selbst die Kleider müssen von Materialien seyn, in die sich nicht zu viel Unreinigkeit ziehen, und die man oft wechseln und waschen kann. — Ich wünschte, daß ich alle meine Leser von der Wichtigkeit dieser Vorschläge so überzeugen könnte, als ich es bin. Gewiß liegt in diesen Regeln des Waschens und der oft erneuerten Kleidung ein Hauptgeheimniß, gesunde und reine Lymphe zu erhalten, deren Verunreinigung man gewöhnlich nur in denen durch den Mund genossenen Dingen sucht, deren Quelle aber gewiß eben so häufig in der Haut und der Unreinigkeit der Wäsche liegt. Ueberdies hat diese Behandlung der Haut den Vorzug, ihre Lebenskraft und Thätigkeit zu vermehren, und auch dem Körper dadurch das größte Schutzmittel der Gesundheit und besonders der Skrofelkrankheit zu verschaffen. — Ich habe nun einige Fälle beobachtet, wo bei dem vollkommnen Anfang der Skrofeln und Englischen Krankheit ich so glücklich war, sie blos durch tägliche Anlegung neuer und durchräucherter Wäsche völlig zu heben.

4. Oeftere Reinigung und Wechsel der Betten.

Hieran denkt man vollends gewöhnlich gar nicht. Man glaubt oft alles zu thun, was nur immer die Reinlichkeit fodert, und läßt dennoch das Kind die Hälfte seines Lebens in einem Bette zubringen, das vielleicht ein halbes Jahrhundert lang die krankhaften Ausdünstungen von mancherlei Art in sich gezogen hat. Bekanntlich transpirirt man nie mehr als im Schlafe, und folglich sollte man gerade in Absicht der Materien, die da den Körper umgeben, die Reinlichkeit aufs höchste treiben. Aber gewöhnlich nimmt man darauf am wenigsten Rücksicht; man bedient sich der Federbetten, ohne zu fragen, wie alt sie sind, ob sie gereiniget worden u. s. w., und ich glaube also nicht zu viel zu sagen, wenn ich behaupte, daß die so häufigen alten Federbetten wahre Behälter der mannigfaltigsten animalischen Korruption sind, und daß das Schlafen in solchen Betten eine unerkannte Quelle vieler Kinderkrankheiten und Schwächlichkeiten ist.

Ich halte es also für Grundsatz: Ein Kind, das man vor den Skrofeln sichern will, oder vollends eins, das sie schon hat, darf durchaus nicht in Federn, sondern auf Matratzen schlafen, und zwar aus folgenden Gründen:

a. Weil man sie nicht oft genug wechseln kann, da hingegen bei Matratzen, die mit Moos, Baumwolle, Spreu oder Pferdehaaren gefüllt sind, solches alle Monate geschehen, und folglich die Reinlichkeit weit besser beobachtet werden kann.

b. Weil Federn weit mehr unreine Dünste in sich saugen, und sie weit fester halten. — Sie lassen nicht einmal die des Nachts ausdünstenden verdorbnen Partikeln durch, und bilden also ein wahres Dunstbad dieser animalischen Excretion, welche dadurch wieder auf den Körper zurückgeworfen wird. Man zehrt also im Federbette 7, 8 Stunden von seinen eigenen Absonderungen, da hingegen bei Matratzen, die dies ungehindert durchlassen, vollkommne Reinigung und nächtliche Krise möglich wird. Man weiß, daß blos durch diesen in Federbetten concentrirten animalischen Dunst, Friesel, Petechien, die bösartigsten Blattern, entstehen können. Wie kann man also hoffen, den Körper von Skrofelschärfe zu befreien, wenn man sie ihm alle Nacht wieder giebt?

c. Weil sie einen zu hohen Grad von Hitze und wirklichen Schweiß erregen, welches ungemein erschlafft, und besonders die Hautorganisation schwächt und lähmt. Offenbar begünstigen sie also die Grundursache der Skrofeln.

d. Weil sie eben durch diese Hitze und Erschlaffung zu Verwachsungen des Körpers, Onanie u. s. w. Gelegenheit geben, Uebeln, die gerade bei der Skrofelanlage am allerleichtesten entstehen, und die man auf alle Weise verhüten muß.

5. Reine Luft, wovon schon oben gehandelt worden.

VI. Laue Bäder.

Dieses herrliche Mittel, das überhaupt zur physischen Erziehung unentbehrlich ist, ist auch das schönste Verhütungsmittel der Skrofelkrankheit, und zugleich zur Kur hülfreich. Ihre Wirkungsart ist hier folgende:

1. Es ist das beste Reinigungsmittel für die Haut, und befördert sowohl die Resorption als Secretion trefflich.

2. Es ist darin vielleicht das einzige Mittel in seiner Art, daß es durch seinen in allen Punkten gleichförmig vertheilten sanften Reiz, auch eine gleichförmige Stimmung und Verbreitung der Lebenskraft, Reizbarkeit und Empfindlichkeit bewirken, die ganze Cirkulation der Säfte gleichförmiger machen, die hier zu große Reizung des lymphatischen Systems besänftigen, die Resorption befördern und alle Anomalien in der Bewegung dieses Systems aufheben kann.

3. Es vermag krampfhafte Schnürungen und Einsperrungen der lymphatischen Gefäße und Drüsen, also Verstopfungen, Knoten und Geschwülste, die Anlagen zu den traurigsten Krankheiten dieses Systems, zu heben und eingesperrte Säfte frei zu machen. Man weiß, daß bei krampfhaften Ein-

sperrungen des Darmkanals, dem Ileus, bei Einsperrungen des Steins in den Uretheren, Gallengängen u. s. w. kein grösseres und augenblicklicheres Mittel ist, als dieses, und eben so hier. Ich könnte dies mit vielen Beispielen belegen, und ich kann aus Erfarung versichern, daß die Kinder, bei denen man von Anfange an diese Badegewohnheit beobachtet hat, völlig frei von Skrofelzufällen geblieben sind.

4. Bei der wirklich ausgebrochenen Skrofelkrankheit ist es sehr wirksam, Metastasen und Anhäufungen der Skrofelschärfe, also Knochenfehler, Anfang der Verwachsung, Geschwülste, Ausschläge, Geschwüre, zu zertheilen und zu heben.

5. Es giebt der Lymphe selbst eine reinigende und belebende Beimischung. Man bedenke, wie viel Wasser im Bade resorbirt wird. Dadurch wird nicht allein die zu viscide oder scharfe Lymphe verdünnt, erneuert und gereinigt, sondern auch, da das Wasser chemische belebende Bestandtheile enthält, (man mag sie nun Oxygene oder dephlogistisirte Luft oder wie man sonst will, nennen) dieselben durch eine Art von chemischer Zersetzung dem lymphatischen System beigemischt, und solches also positiv gestärkt.

6. Endlich bleibt es das schönste Vehikel, um medizinische Kräfte und Substanzen unmittelbar dem lymphatischen System beizumischen — von welcher Benutzung bei der medizinischen Behandlung ein mehreres.

Zweites Kapitel.

Die medizinische Behandlung.

Voraus einige allgemeine Regeln, die mir bei der Behandlung der Skrofelkrankheit wesentlich und empfehlungswerth scheinen.

I. Regel. In keiner Krankheit muß sich der Arzt so sehr hüten, die Geduld zu verlieren, als in dieser. Die Veränderungen erfolgen hier gewöhnlich so langsam und unmerklich, der Fortgang der Zeit selbst ist hier eine so nothwendige Bedingung zur Kur, daß ein ungeduldiger alles übertreibender Arzt schon deswegen kein guter Skrofelarzt seyn kann. — Die Aerzte, die so gar leicht das Interesse an einer Krankheit verlieren, wenn sie etwas lange dauert, die ein Mittel sogleich als unwirksam verwerfen, wenn es nicht in den ersten drei Tagen hilft, die also oft in ein Paar Wochen zwanzigerlei Mittel in der buntesten Reihe auf einander folgen lassen, die sollten es gar nicht unternehmen, Skrofelkranke zu kuriren.

II. Regel. Bei keiner Krankheit muß man so viel auf den Fortgang der Zeit und die damit verbundenen Entwicklungen des Körpers rechnen als hier. — Es ist oben gezeigt worden, wie genau die Verbindung der Skrofelkrankheit damit ist, und daß schon durch diese natürlichen Veränderungen und Revolutionen im Drüsensystem die Skrofelkrankheit gehoben, wenigstens heilbarer werden kann; daher es denn kommt, daß zu einer Zeit die Kur oft sehr leicht geht, die vorher durch nichts zu erzwingen war. — Man muß also die Kunst zu temporisiren gut verstehen, und immer auf die Zeiten der Krankheit und die Perioden der Entwicklung Rücksicht nehmen, zuweilen eine Zeit lang blos unschuldige und einfache Mittel anwenden, dann aber, wenn ein solcher günstiger Zeitpunkt eintritt, mit verdoppelten Kräften darauf wirken. — Schon oft hatte dann ein solcher temporisirender Arzt die Lobeserhebungen einzuerndten, die eigentlich der langsam durch Entwicklung wirkenden Natur gebührten.

III. Regel. Man wähle vorzüglich den Frühling zu den Hauptangriffen auf diesen Feind, und zwar aus zweierlei Grund:

1. Im Frühling herrscht eine gewisse Turgescenz, ein vermehrter Lebensreiz und Antrieb auch im Lymphsystem, welcher sich bei vielen Menschen durch die erscheinenden Drüsenanschwellungen, Ausschläge u. s. w. anzeigt. Diese natürliche Revolution begünstigt ausnehmend die Wirkung der Mittel und die kritische Bearbeitung.

2. Im Frühling hat man die vegetabilischen Skrofelmittel am kräftigsten und frischesten. Die fri-

schen Kräutersäfte sind ein so herrliches Mittel, daß man kein Jahr versäumen sollte, sie solchen Patienten brauchen zu lassen.

IV. Regel. Man halte nicht gleich das Verschwinden der Skrofeln und der Localkrankheit für eine Kur der Skrofelkrankheit. Jene Uebel können völlig vergehen, und dennoch die Skrofelanlage bleiben, und so kommen sie denn nach längerer oder kürzerer Zeit gewiß wieder. — Ja oft wird es desto schlimmer, wenn die äußern Zufälle verschwinden, weil dann oft Metastasen der Schärfe nach innern edlern Theilen erfolgen. Man sey daher alsdann desto mehr auf der Hut, und behandle einmal solche äußere Uebel nie blos durch topische Mittel, und zweitens, wenn sie verschwinden, so verstärke man den Gebrauch der innern Mittel, besonders der stärkenden und excitirenden, um, wenn ja etwas zurückgewiesen wäre, es wieder nach außen zu determiniren.

V. Regel. Man glaube doch ja nicht, daß es ein Specificum, ein immer und allein helfendes Mittel gegen die Skrofeln gebe, oder je geben werde. Die eigentliche Skrofelkrankheit, d. h. die spezifische Beschaffenheit des Lymph- und Drüsensystems ist wahrhaftig keine Krankheit, die durch ein einzelnes Apothekermittel auszulöschen und zu dämpfen ist, und die Ursache, warum man sich damit so oft geschmeichelt hat, ist wohl keine andre, als daß man so oft die äußere Skrofelkrankheit mit dieser innern Skrofelanlage verwechselte, und das für Kur der

Anlage hielt, was nur Hebung der Skrofelsymptomen war. Die Gründe, warum sich hier kein Specificum erwarten läßt, sind folgende:

1. Weil die Krankheit so mancherlei veranlassende Ursachen haben kann, die unmöglich immer demselben Mittel weichen werden.

2. Weil sie so genau mit der Constitution selbst verwebt ist, daß durchaus Veränderungen in derselben selbst und fortschreitende Entwicklung mitwirken müssen, wenn die Kur vollkommen werden soll.

3. Weil die diätetische Behandlung die Hauptsache bei der Kur ausmacht, und ohne diese das größte Specificum vergebens seyn muß.

Aber gegen die Producte der Krankheit, gegen die spezifische Schärfe, die Drüsenknoten u. s. w. giebt es allerdings Mittel, die dieser eigenen Art von Verderbniß spezifisch angemessen zu seyn scheinen, und also allenfalls so genannt werden können.

VI. **Regel.** Man wird bei der Skrofelkur nie glücklich seyn, wenn man nicht beständig Rücksicht auf die Komplicationen der Krankheit, auf ihre verschiedenen Stadia, und auf die individuelle Konstitution des Patienten selbst nimmt. Oft ists nur die komplicirte Krankheit, was die Skrofeln so hartnäkkig macht; sobald jene gehoben ist, verlieren sie sich von selbst. Eben so braucht man oft nur einen Fehler der Konstitution zu verbessern, und die Skrofelkur ist nun äußerst leicht. — Besonders ist dies ein Hauptpunkt zur richtigen Auswahl und Anwendung der Mittel, und, wenn man jene Rücksicht versäumt, wird man die besten Mittel oft ohne Nutzen, ja zum Schaden anwenden. Das nämliche Mittel kann bei dieser Komplikation, bei dieser Konstitution, in diesem Stadium sehr nachtheilig seyn, was unter entgegengesetzten Umständen die herrlichsten Wirkungen leistet.

VII. Regel. Man wechsele von Zeit zu Zeit mit den Mitteln ab, denn da die Skrofelanlage ursprünglich eine Krankheit der Sensibilität und Irritabilität des lymphatischen Systems ist, so gelten hier die nämlichen Regeln wie bei Nervenkrankheiten. Die reizbare und empfindende Faser gewöhnt sich endlich an einen anhaltend fortgesetzten Reiz oder Mittel, und man muß entweder immer mit der Dosis steigen, oder von Zeit zu Zeit ein andres wählen, wenn es auch die nämlichen Kräfte hätte, blos um einen etwas anders modificirten Reiz zu erregen. Dies ist so gewiß, daß sogar das nämliche Mittel, z. E. Merkur, gar oft eine ganz neue und andre Wirksamkeit erhält, wenn man ihn in einem andern Präparat oder einer andern Form anwendet. Eine Erfarung, die man täglich bei der venerischen Krankheit macht, und die eben so gut auf die Skrofeln anwendbar ist.

VIII. Regel. Man vergesse nie, daß es ursprünglich Krankheit des absorbirenden Systems ist, und suche also allen Mitteln besonders diese Richtung zu geben.

Man sollte daher besonders die Anwendung der Mittel durch äußere Absorption, oder den äußern Gebrauch innerer Mittel hochschätzen und häufiger benutzen. Dadurch kann man Arzneikräfte unmittelbar ins lymphatische System bringen, ohne daß sie erst durch die Verdauungskraft verändert würden; dabei vermeidet man eine Menge Kontraindicationen, die oft der innere Gebrauch hat. Hierzu rechne ich die Anwendung der Mittel in lauen Bädern, Fußbädern, Kataplasmen, Salben u. s. w. auch Klystiren, ohnerachtet diese schon von der Wirkungsart der innern Anwendung participiren.

Ich gehe nun zur Betrachtung der hauptsächlichsten Heilmittel über.

I. Brechmittel.

Sie gehören zu den vorzüglichsten Mitteln gegen diese Krankheit. Ihre Anwendung hat hier einen doppelten Zweck:

Einmal um die ersten Wege völlig rein und frei zu machen, die dessen in dieser Krankheit immer sehr benöthigt sind.

Zweitens um auf die Thätigkeit des lymphatischen Systems zu wirken, die Resorption zu verstärken, und eine ganz eigenthümliche Reizung darin hervorzubringen, welche Kraft die Brechmittel in einem vorzüglich hohen Grade besitzen. So hat man z. B. Wassergeschwülste, Stockungen und Verhärtungen an gar [illegible] Theilen blos durch Brechmittel geheilt.

Ich gebe daher nicht nur im Anfange, sondern auch im Verlauf der Kur sehr gern von Zeit zu Zeit ein Brechmittel, auch ohne eben bestimmte Indication auf Unreinigkeiten zu haben, sondern mehr um auf das absorbirende System zu wirken, und die Wirkung andrer Mittel zu unterstützen.

Auch hat dieses Mittel hier keine beträchtlichen Kontraindikationen, außer daß ich es da, wo große Schwäche des Magens und der Verdauung sichtbar ist, nicht gern zu oft anwende. — Am besten habe ich bei skrofulösen und verschleimten Subjekten eine Mischung von 1 bis 2 Gran Tart. emet. ½ bis 1 Skrupel Ipecacuanha, ½ Unze Oxym. squill. und 1½ Unzen Wasser gefunden, alle Viertelstunden einen Löffel zu nehmen, bis Brechen erfolgt.

Vortrefflich ist die Anwendung derselben in kleinen Gaben, wovon gleich mehr bei den Antimonialmitteln.

II. Laxirmittel und Digestive.

Auch diese haben hier einen doppelten Zweck: Einmal die Unreinigkeiten des Darmkanals wegzuschaffen; Zweitens die Resorption und Wirksamkeit des Lymphsystems zu befördern, welches sie sehr kräftig thun, besonders wenn sie etwas stark sind.

Nur empfehle ich dabei die Vorsicht, sie nicht aus der Klasse der antiphlogistischen und erschlaffenden, sondern der erwärmenden und excitirenden zu wählen. — Also nicht die gewöhnlichen Laxirsalze, deren häufigen Gebrauch ich bei Skrofeln sehr widerrathe, sondern mehr incidirende Mittelsalze, Salmial, Terra fol. Tartari *), Liquor digest. Boerh. Sal digest. Sylv. Spiritus Mindereri, ferner Rhabarber, Jalappe, Aloe und andere ähnliche Mittel.

Die Jalappenwurzel **), welche F. Hofmann so sehr in Kinderkrankheiten schätzte, kann

*) Ganz vorzüglich empfiehlt Herr Hofrath Beireis (Fischer Diss. inaug. de Scrofulis praes. Beireis. Helmstad. 1795.) ein Mann, dessen große und glückliche Erfahrung bekannt genug ist, das Sacharum lactis zu 1 bis 2 Unzen täglich, gewiß eines der mildesten, unserer Natur homogensten, und dennoch sehr eröffnenden Salze, (das auch ich bei empfindlichen und hectischen skrofulösen Subjekten, insbesondre bei skrofulösem Lungenzustand und daher entstehender Phthisis außerordentlich hochschätze und gar sehr empfehlen kann, und was auch den Gebrauch der Molken, wenn diesen der schwache Magen nicht vertragen will, ersetzt), und das Alcali vegetabile mit Essig gesättigt (Terra foliata Tartari) mit einer Mischung desselben Laugensalzes in dem reinsten Spiritus Vini aufgelöset. Ein Mann von 25 Jahren, dessen Bruder schon an Gekrößdrüsenverstopfung gestorben war, litt von Kindheit an an verhärteten Drüsen des Halses, deren einige Hühnereiern glichen, und welche nun zu schmerzen anfingen, wozu sich nun noch Fieberbewegungen gesellten. Er nahm drei Monate lang eine Mischung von der Hälfte des Liquor Terrae fol. Tartari und der Hälfte einer Auflösung des Sal Tartari in Spiritus Vini, dabei täglich zwei Unzen Sacharum lactis in Wasser aufgelöset, und ward binnen drei Monaten völlig geheilt.

**) Ich ziehe die Wurzel der Resina weit vor, weil da die resinösen Theile mit den gummösen noch so innig verbunden sind, daß man keine so drastischen Wirkungen zu befürchten hat.

auch ich nicht genug empfehlen. Ich gebe sie schon Kindern von 2 Monaten mit gehöriger Vorsicht ohne allen Schaden, (nemlich zu 4 bis 6 Gran mit Magnesia gemischt), und ich kann versichern, daß ich kein Mittel kenne, was hartnäckige Verschleimungen des Darmkanals und Gekröses, mit Atonie und Schlaffheit verbunden, und die Folgen derselben fürs Ganze so bald und glücklich heben könnte, als dies. Ich habe mich oft lange Zeit in solchen Fällen mit Digestivsalzen, auflösenden und eröffnenden Mitteln geplagt, und dennoch wollte sich das Röcheln, der Schleimhusten, der starke Leib, die schlechte Verdauung u. s. w. nicht verlieren; Eine einzige, oder ein Paar Dosen Jalappenwurzel nahmen die Beschwerden mit einem male weg. Bei der Wassersucht habe ich sie nun schon einigemal mit dem vollkommensten Erfolg gebraucht. Sind nun jene Uebel mit wirklichen Skrofeln, Drüsenknoten, Hautausschlägen, Geschwüren u. s. w. verbunden, so habe ich oft die Jalappe in kleinen Dosen, mit Tartarus tartarisatus, Magnesia und Sulphur. aur. antimon. mehrere Wochen fortsetzen lassen, einen stärkenden Thee damit verbunden, und oft jene Uebel völlig damit geheilt.

Ueberhaupt wirken diese resinösen Mittel in kleinen Dosen, und mit auflösenden Mittelsalzen oder Extracten verbunden, vortrefflich, und sollten mehr bei Krankheiten der Laxität mit Stockung des Unterleibes angewendet werden. Sie verlieren dann das Angreifende und durch die zu starke Ausleerung

Schwächende, und wirken vielmehr als die schönsten eingreifenden Auflösungsmittel, sind also sehr gut zu benutzen, um die Kraft jener Salze, Extracte u. s. w. zu erhöhen.

Es ist keinesweges so gleichgültig, womit man in solchen Fällen auflöset und ausleeret, und unsere Kunst hat gewiß bei solchen chronischen Krankheiten des Unterleibs, durch die zu allgemeine Verdammung jener resinösen Mittel, viel an Energie verloren. Mancher Empiricus heilt deswegen manche Krankheit, an der die Kunst aller methodischen Aerzte gescheitert war. So sehr ich auch ein Feind des Ailhaudschen Pulvers, (ein Scammoniumpräparat) als Volksmittel, bin, so sind mir doch Beispiele bekannt, wo es zuweilen Wunderkuren in den hartnäckigsten atrophischen und auszehrenden Krankheiten des Unterleibs gewirkt hat, und in wenig Tagen der ganzen Krankheit eine andre Gestalt gab, indem es eine Menge festsitzender Unreinigkeiten und Infarctus fortschaffte, und zugleich dem atonischen Lymphsystem einen verstärkten Reiz und neubelebte Absorption gab. — Bei den viscidenund schleimichten Infarctus mit großer Laxität, (den gewöhnlichsten bei Kindern) wird man vergebens die sanften Auflösungs- und Ausleerungsmittel anwenden, wenn sie nicht die Kraft besitzen, in den schlaffen atonischen Gefäßen eine gewaltsame, gleichsam convulsivische Reaction, eine Art von Erschütterung zu erregen. — Doch müssen immer vorher auflösende Mittel gebraucht worden seyn.

Dies hat mich veranlaßt, auch zuweilen die

Aloe mit Vorsicht anzuwenden, als ein Mittel, was, außer der Kraft aufzulösen, die Oscillation der Abdominalgefäße zu verstärken und Würmer zu treiben, auch noch eine ungemeine tonische Kraft besitzt, welche sich in ihrer durchdringenden Bitterkeit, ihren treflichen, oft durch nichts zu ersetzenden Wirkungen bei langwierigen Magenschwächen und zu Wiederherstellung des verlornen Appetits äußert. Ich habe die hartnäckigste Anorexie, Dyspepsie, chronisches Erbrechen, Blähsucht u. s. w., wenn sie in wahrer Schwäche des Magens ihren Grund hatten, zuweilen durch nichts so schnell und glücklich heben können, als durch Aloe, und sie übertraf oft Quassia und China, die vorher vergebens gebraucht waren *). Hierzu kommt noch die ihr ganz eigne Kraft, auf die Leber zu wirken, die Secretion derselben und also die Galle zu verbessern, (wenn sie durch Atonie leidet) und folglich die Reinigung des Bluts durch die Lebersekretion zu befördern, ein Vortheil, der besonders zur Reinigung der Lymphe ausnehmend schätzbar ist, und sie zu einem großen Mittel bei hartnäckigen Ausschlägen, Schärfen und Kachexien macht, deren Grund in dieser stockenden Lebersecretion liegt.

*) Beim chronischen Erbrechen, sobald es Folge eines schwachen oder hysterischen Magens ist, kann ich folgende Mischung aus vielfacher Erfarung ausnehmend empfehlen: R. Essent. Cort. Aurant. Unc. semis. Essent. Aloes-Castorei aa. Drachm. duas. M. S. Drei bis viermal täglich 50 Tropfen zu nehmen.

Ich habe nur folgendes darüber zu erinnern:

1. Am meisten paßt sie, wenn die Skrofelkrankheit schon wirklich ausgebrochen, und mit großer Schlaffheit, Reizlosigkeit, Kälte und Viscidität im Unterleibe verbunden ist, auch wenn Würmer dabei sind; keinesweges bei inflammatorischer Anlage, gespannter oder sehr reizbarer Faser.

2. Man gebe sie dann in kleinen Dosen, in Verbindung andrer auflösender und kühlender Mittel, z. E. eröffnender Extracte, salinischer Mittel. In kleinen Dosen ist es mit der Aloe wie mit der Rhabarber, sie stärkt und eröffnet sanft.

3. Zwischen durch gebe man sie denn einmal stärker, mit andern Abführungsmitteln verbunden.

Noch kürzlich hatte ich Gelegenheit, in folgendem Fall und Verbindung ihre Wirksamkeit zu bemerken:

Ein Mädchen von 8 Jahren und ganz skrofeligtem Habitus hatte schon geraume Zeit an starken Leib, erschwerter Verdauung, schlechter Farbe, geschwollnen Drüsen und öftern Husten gelitten. — Diese Zufälle nahmen mit einem male sehr beträchtlich zu, es gesellte sich ein schleichendes Fieber hinzu, der Husten wurde immer ärger, sie zehrte ab und verlor die Kräfte, und es verband sich damit ein täglich mehrmalen wiederholendes äußerst entkräftendes Erbrechen. Dieses und mehrere Umstände ließen mich außer den Skrofeln noch auf Würmer schließen; ich gab ihr also, außer den eröffnenden antiskrofulösen Mitteln, Cicuta, Terra ponderosa, Antimonial- und Mercurialmitteln auch Wurmmittel, welche zwar einige Würmer abtrieben, aber übrigens den Zufällen keine andre Gestalt gaben. Endlich bestimmte mich der ganze Zustand und vorzüglich das hartnäckige Erbrechen, ihr folgendes zu verordnen: R. Elixir. visc. Klein. Unc. sem. Elixir. aperit. Claud. *) Tinct. Rhabarb. Darel. ana. Drachm. tres. Vin. Antimon, Huxh. Drachm. duas. Extr. Cicut. Dulcamar ana Dr. unam. Essent. Cort. Aurant. Drachm. un. et dimid. M. S. viermal täglich 60 Tropfen mit einem Aufguß von Rad. Tarax. Saponar. Hb. Millefol Stip. Dulcamar. zu nehmen. Sie hatte davon kaum 6 Tage Gebrauch gemacht, als sich das Brechen verlor, der Appetit wieder fand, und der Leib merklich dünner wurde. — Ich ließ fortfahren, und nach 14 Tagen erstaunte ich, als ich sie wieder sahe, über die Veränderung; der Husten, der schon ganz phthisisch schien, hatte sich gegeben, die Engbrüstigkeit ebenfalls, das schleichende Fieber war weg, die Kräfte und Munter-

*) Dieses schätzbare Mittel habe ich in folgender Form in die Pharmacopoea paup. aufgenommen, und ich kann nicht genug die trefflichen Wirkungen rühmen, die ich in der reichlichen Armen- und Kinderpraxis, welche das Königl. Policlinische Institut in Berlin darbietet, bei chronischer Verschleimung und Skrofelsucht des Unterleibs, Verstopfung der Leber und anderer Unterleibes-Eingeweide, gesehen habe: Rec. Kali carbon. Unc. j. Solv. in Aqu. Cochlear. Unc. xviij. Add. Aloes Myrrhae Res. Guajac. Rad. Rhabarb. ana Unc. semis Croci Dr. ii Diger. F. Elixir.

terkeit des Gemüths ungemein verbessert, und man konnte sie schon als gesund betrachten. Ihre Herstellung bestätigte sich nachher unter dem Gebrauch roborirender Mittel, und es verloren sich alle Skrofelanzeigen. Obiges Mittel hatte nicht eben laxirt, aber doch unmerklich eine Menge zähen Schleim ausgeführt.

Ich habe das nämliche Mittel einigen andern Skrofelpatienten, wo obige Umstände gegenwärtig waren, mit dem augenscheinlichsten Nutzen gegeben.

Auch die Rhabarber verdient bei skrofulösen Atrophien und Gekrößfiebern theils als reinigendes, theils als stärkendes Mittel großes Lob, und besonders schätze ich bei vieler Schlaffheit die weinigte Tinctur des Darels. Um nur ein Beispiel ihres Nutzens zu geben:

Ein Kind von anderthalb Jahren hatte lange an Zahnfieber und Zahnkrämpfen gelitten, und nun brachen alle Anzeigen eines Skrofelzustands mit deutlicher Abmagerung des Körpers und Gekrößverstopfung aus. Ich verordnete die Darelsche Rhabarbertinktur früh, Nachmittags und Abends zu 1 Theelöffel, und ein stärkendes Kräuterkissen auf den Leib. Es nahm dieses Mittel drei Wochen lang, und ward völlig hergestellt.

Bei äußerst zäher Verschleimung und Reizlosigkeit habe ich mich selbst der Gratiola mit Nutzen bedient. Ein Frauenzimmer von 18 Jahren, welches in der Kindheit viel an Skrofeln gelitten hatte, und noch jezt nicht frei von Drüsenknoten war, litt seit langer Zeit an äußerst beschwerlichem Stockschnupfen, öfteren heftigen Kopfweh, Schwindel und Schläfrigkeit, wovon der Hauptgrund in Verschleimung des Unterleibes und schlechter Resorption des lymphatischen Systems zu suchen war. Nachdem verschiedene darauf gerichtete Mittel vergebens gewesen waren, und das Kopfweh endlich anhaltend wurde, und in wahre Schlafsucht überging, wurde ihr Pulvis Herb. Gratiol. alle Morgen zu einem Skrupel, Nachmittags und Abends ein eröffnend salinisches Pulver, und dabei ein Schnupfpulver von Asarum, Zucker und Seife verordnet. Dies bewirkte in kurzem die auffallendste Verbesserung, der Kopf wurde frei, die Nase gangbarer, und die Skrofelsymptomen verloren sich.

Eben so kann ich Herrn Wendts Empfehlung derselben bei Fußgeschwüren, besonders skrofulösen, vollkommen bestätigen.

Ueberhaupt ist es äußerst nützlich, bei sehr hartnäckigen Skrofeln und während des Gebrauchs andrer Skrofelmittel immer zwischen durch ein etwas drastisches Purgans zu geben. Ich bediene mich häufig folgender Pillen: R. Resin. Jalapp. Extr. panchym. Croll. Merc. dulc. aa. Scrup. unum. F. Pilul. No. 90. S. Kindern nach der Zahl der Jahre zu geben.

III. Antimonium und Antimonialmittel.

Die Kraft dieser Mittel bleibt immer einzig in ihrer Art, und außerordentlich für den menschlichen

Körper. Sie liegt hauptsächlich in einem spezifischen Gegenreiz, den sie auf den Magen und Darmkanal erregen, und wodurch sie zwei hier besonders wichtige Wirkungen hervorbringen.

Einmal in dem ganzen lymphatischen und Drüsensystem die krankhafte Reizung umzustimmen, krampfhafte Konstriktionen und Einsperrungen zu heben, also Obstruktionen zu lösen, und die Resorptionskraft mächtig zu vermehren.

Zweitens, auf die feinsten Endigungen der arteriösen Gefäße und alle Secretionsorgane zu wirken, krampfhafte Verschließungen derselben zu heben, und die durch krampfigte Reizung veränderte Qualität der Secretionen zu verbessern, also nicht blos die wichtigsten Secretionen zu vermehren, sondern auch die Secreta zu verbessern, und folglich die Lymphe auf doppelte Art zu reinigen.

Zu diesen Wirkungen ist es keineswegs nöthig, daß sie allemal sensible Reactionen, Uebligkeit und Brechen, erregten. Sie können dies auch schon in den kleinsten und den Magen wenig angreifenden Dosen thun.

Bei ihrer Anwendung in der Skrofelkrankheit ist also folgendes zu bemerken:

1. Sie erfüllen alle Indicationen, die stärkende allein ausgenommen. Sie heben die spezifische Reizung des lymphatischen Systems auf, lösen Verstopfungen, verbessern die Fehler der Sekrezion, können Anhäufungen und Extravasate durch Resorption

zertheilen, und die Masse der Säfte von der Skrofelschärfe befreien, und sind also gewiß die allgemeinsten Mittel gegen die Skrofeln, die wir haben.

2. Am allerherrlichsten wirken sie, wenn die Hautsekretion leidet, und da spezifisch verdorbene Absonderungen geschehen; also bei Ausschlägen und Geschwüren.

3. Auch liegt darin ein Vorzug, daß sie fast gar keine Contraindikationen haben, und auf alle Stadien und Komplicationen der Krankheit passen.

4. Das einzige, was sie vielleicht nachtheiliges hervorbringen, ist, daß sie, sehr anhaltend gebraucht, zulezt den ganzen Ton, und besonders die Haut und den Darmkanal etwas erschlaffen, und folglich für Personen oder Stadien der Krankheit, wo sich sehr starke und colliquative Schweiße einstellen, schädlich werden können. Aber dies kann man verhüten, wenn man ein Präparat wählt, was nicht zu stark Schweiß treibt, und wenn man stärkende Bäder und bittere Mittel damit verbindet.

5. Die verschiedenen Präparate und Formen des Antimoniums haben für den Praktiker manche Eigenheiten, die beherzigt zu werden verdienen, ohnerachtet sie freilich oft so individuell sind, daß es schwer ist, allgemeine Regeln darüber zu geben. — Nur einiges aus meiner Erfarung:

Die Verbindungen mit Säuren, als Brechweinstein und Brechwein, gehören unstreitig unter die wrksamsten und eingreifendsten Präparate. Aber sie relaxiren auch beim langen Gebrauch am stärksten, daher man wohl thut, sie dann mit stärkenden Mitteln zu verbinden. Ich könnte mehrere Beispiele anführen, daß durch Auflösung des Brechweinsteins allein, in Verbindung einiger Stärkungsmittel, Skrofelkrankheit, und selbst anfangende Rachitis gehoben wurde.

Die Verbindungen mit Schwefel, Sulphur. Antimon. aurat. und Kermes mineral. haben mehr erhitzend reizende Eigenschaften, wirken mehr auf Beschleunigung der Circulation, und sind also weniger schicklich bei Subjecten, die sehr zu Phlogosen und entzündlichen Zufällen geneigt sind, aber desto mehr bei kalten und schlaffen Personen, und zäher Verschleimung; — zu dieser Klasse gehört auch im stärksten Grade die Tinct. Antimon. acris und das Sulph. aurat. liquid. Sie sind höchst wirksame Mittel, besonders lezteres, bei sehr hartnäckigen Obstructionen, Ausschlägen, Schleimflüssen, verdorbener Drüsensecretion, und überall, wo ein stärkerer erhitzender Stimulus, eine Art von künstlichem Fieber nöthig ist.

Die Anwendung des Antimonium in Substanz hat auch wieder ihre ganz eigenen Vorzüge. Es ist nicht zu leugnen, uud ich habe es durch wiederholte Erfarung bestätigt gefunden, daß es in manchen Fällen größere Wirksamkeit besitzt, als die schärfsten Präparate, — ein Umstand, der mir zu beweisen scheint, daß die Wirksamkeit des Antimonium nicht blos in seiner eckelerregenden Kraft zu suchen sey, denn diese hat das rohe Antimonium gar nicht, wenn es nicht zufällig Säure antrifft. — Diese wage ich nicht im Allgemeinen zu bestimmen, doch kann ich folgendes aus Erfarung versichern:

1. Große Vorzüge hat es, wo die Reizbarkeit des Magens so groß ist, daß die gewöhnlichen Präparate gleich Eckel, Erbrechen oder Laxiren erregen.

2. Auch bei sehr schwachen Magen und Verdauungskräften; denn Antimonium crudum schwächt diese bei weitem nicht so, als die Antimonialsalze. Im Gegentheil hat man gewöhnlich dabei den besten Appetit, und die Reproduction nimmt zu.

3. So auch, wenn man genöthigt ist, einen sehr anhaltenden Gebrauch des Antimonium zu machen.

4. Bei sehr schlaffer Haut und großer Geneigtheit zu colliquativen Schweißen, welche andre Spiesglaspräparate gar zu sehr vermehren würden.

5. Bei sehr hartnäckigen und flechtenartigen Ausschlägen, die skrofulöser Abkunft sind. Hier thut Antimon. crud. außerordentlich viel. Ich habe damit flechtenartige Ausschläge kurirt, die allen gewöhnlich sehr wirksamen Mitteln, und den stärksten Antimonialsalzen nicht weichen wollten. Hier einen der wichtigsten Fälle:

Ein Mädchen von 12 Jahren, aus einer skrofulösen Familie, und die in der Kindheit unzweideutige Anzeigen von Skrofeln gehabt hatte, auch noch immer Drüsenknoten am Halse trug, litt schon seit drei Jahren an sehr hartnäckigen Flechten der Arme, und, was das schlimmste war, auch im Gesichte. Der Ausschlag war trocken, brennend, schuppicht, zuweilen grindicht. — Sehr vieles war vergebens angewendet worden, äußerlich und innerlich. Ich ließ erst Plummers Pulver, Dulcamara, Cicuta, Seidelbast brauchen, aber alles umsonst. Zuletzt wurde Antimon. crud. mit Conchen, Zucker und Zimmt, dreimal täglich 1 Skrupel verordnet, und die Dosis nach und nach so verstärkt, daß sie täglich eine halbe Unze Antimonium nahm, und Dulcamara dabei fortgetrunken. Hier zeigte sich nun die auffallendste Besserung, und mit Hülfe einiger Schwefelbäder wurde durch diese Methode das ganze Uebel binnen 6 Wochen so gehoben, daß seit der Zeit nur einigemal kleine Rückfälle entstanden sind, die aber denselben Mitteln bald wichen.

IV. Mercur und Mercurialmittel.

Sie gehören unter die ältesten und verdientesten Mittel gegen die Skrofeln, und werden es auch wohl bleiben, die Theorien mögen sich verändern, wie sie wollen. Wahrscheinlich werden die Theorien eher genöthigt werden, sich nach dem Mittel, als dieses sich nach den Theorien zu fügen. — Zwar hat noch neuerlich ein sehr verdienstvoller Schriftsteller, Herr Girtanner, ihr Ansehen in dieser Krankheit durch die Bemerkung schwächen wollen, daß sie, als Mittel, die die Reizung im lymphatischen System erhöheten, nicht wohl bei einer Krankheit passen könnten, wo das System schon so sehr gereizt wäre. Allein man könnte sie dann mit eben dem Rechte auch in der venerischen Krankheit, wo das lymphatische System eben so sehr, ja noch mehr, gereizt ist, verwerfen, und dennoch sind sie da die vortrefflichlichsten Mittel. Und überdies ist es ja bekannt, daß ein Reiz den andern aufheben kann. Wir wollen uns also lieber an die Erfarung halten, und diese bestätigt ihren Nutzen in dieser Krankheit unleugbar. Ja es giebt nach meinen Erfarungen kein Mittel, was so schnell die Symptomen der Skrofelkrankheit, besonders Geschwülste, Augenentzündungen, Hautausschläge und Geschwüre verschwinden machen kann, als das Quecksilber. Ich habe in 14 Tagen durch den blos innern Gebrauch die stärksten und allgemeinsten Drüsenknoten, Hautausschläge und Augenentzündungen verschwinden sehen.

Die wahrscheinlichsten Ideen über ihre Wirkungsart in dieser Krankheit sind mir folgende:

1. Sie erregen im lymphatischen System einen spezifischen Reiz, wodurch jene skrofeligte Reizung aufgehoben wird: nach dem allgemeinen Gesetz der thierischen Oeconomie, daß es spezifische Verschiedenheiten der Reizung giebt, und daß eine Art von Reizung (sowohl von Krankheitsreizen als Heilmitteln) die andre aufheben und vernichten kann.

2. Sie vermehren dadurch die Resorption und die Drüsensecretion, welches das Verschwinden der

Geschwülste und der Speichelfluß bei ihrem Gebrauch beweisen.

3. Sie besitzen eine Kraft, die spezifische Skrofelschärfe der Lymphe zu neutralisiren und zu corrigiren, eine halb chemische Eigenschaft, die der Merkur gegen mehrere animalische Gifte zu besitzen scheint, z. E. das venerische — Blattern — Wuthgift.

Es ist folglich dieses Mittel, nebst dem Antimonium, gewiß das allgemeinste gegen die Skrofelkrankheit, wenn man es gleich nicht als Austilgungsmittel der skrofulösen Anlage betrachten kann; und da ich es häufig gebraucht habe, und allerdings nähere Bestimmungen erst die Anwendungsart eines Mittels ausmachen, so will ich hier mittheilen, was mich Erfarung darüber gelehrt hat.

1. Man kann den Mercur in allen Arten von Skrofelkrankheit mit Nutzen geben, doch vorzüglich bei Hautausschlägen, Knoten, Lymphextravasaten, chronischen Entzündungen, besonders der Augen, und skrofulösen Nervenkrankheiten.

2. Vorsichtig sey man damit bei hectischem Bau und Anlage des Körpers, bei sehr schwachen Magen und Verdauungssystem, bei skorbutischer Anlage, bei solchen, die leicht starke Blutflüsse bekommen.

3. Nie gebe man ihn im lezten Stadium der Krankheit, wo sie sich der Fäulniß und Colliquation nähert, besonders wenn sich schon ein schleichendes Fieber zeigt.

4. Auch hier gilt die Regel, es nie bis zum Speichelfluß zu bringen, im Gegentheil durch schickliche Mittel (oft ist das beste, Verbesserung der Schlaffheit, Reizbarkeit und Colliquation) die leichte Entstehung desselben zu verhüten; denn alles schwächende schadet in dieser Krankheit. — Aber es giebt Fälle, nemlich die von äußerst hartnäckigen Drüsenknoten, und dann von sehr eingewurzelten Nervenkrankheiten von Skrofelreiz, wo nach den Erfarungen der besten Praktiker mit Nutzen eine kleine Salivation erregt werden kann, nicht als Ausleerungsmittel, sondern nur als Beweis einer hinlänglichen Revolution im Lymphsystem und einer hinlänglich mit Mercur imprägnirten Lymphe. — Ich werde hievon unten ein Beispiel geben.

5. Es ist nicht zu leugnen, daß ein lange fortgesetzter Gebrauch des Mercurs, Schwäche des Tons, und der Lebenskraft, und eine eigne Dyscrasie der Säfte, besonders Zerstörung des coagulablen bindenden Antheils bewirkt. Daher ist es äußerst nützlich, denselben in dieser Krankheit immer mit stärkenden und tonischen Mitteln zu verbinden, als China, Sassafras, Calamus aromat. Cort. salicis, auch dabei eine hinlänglich nahrhafte Diät führen zu lassen. — Ja, oft ist es ganz derselbe Fall wie in der venerischen Krankheit, das Uebel scheint unter dem Gebrauche zuzunehmen, wenigstens die Heilung nicht vorwärts zu rücken. Hier liegt die Ursache oft blos an Mangel der Kräfte. Man setze den Mercur aus, gebe Roborantia und

kräftige leicht verdauliche Nahrungsmittel, und nun verliert sich der kranke Zustand oft in kurzer Zeit. Hier macht man erst dadurch, daß man den durchs Quecksilber verminderten Ton wiederherstellt, die heilsamen Wirkungen desselben merklich, und giebt der Faser den Grad von Reaction, der zu Bezwingung des Uebels nöthig ist.

6. Eben so unentbehrlich ist oft die Verbindung mit reizmildernden und narkotischen Mitteln. Bei Subjecten, wo die natürliche Sensibilität sehr groß ist, oder bei sehr schmerzhaften Lokalübeln empfindlicher Theile ist diese Verbindung unentbehrlich, weil sonst der Reiz des Merkurs selbst zu stark und eine neue Ursache von Uebeln werden kann. Hier sind die besten Corrigentia des Merkurs, Opium, Cicuta, Hyoscyamus, Aqua laurocerasi, Belladonna, Asa foetida ꝛc.

7. Der Merkur vermag auch bei den Skrofeln, so wie bei der venerischen Krankheit, oft die Symptomen zu heben, ohne die Krankheit gehoben zu haben, und hieraus fließt, eben so gut wie in jener Krankheit, die Regel, ja nicht gleich aus dem Verschwinden der Zufälle auf die gründliche Heilung der Skrofelkrankheit zu schließen, sondern noch immer fort durch angemessene diätetische und medizinische, besonders stärkende Mittel auf deren gänzliche Austilgung zu arbeiten.

8. Die äußere Anwendung hat in der Skrofelkrankheit sehr oft Vorzüge vor der innern, besonders

in solchen Fällen, wo man den Magen und Darmkanal und den ganzen Habitus mehr zu schonen Ursache hat. Auch bei hartnäckigen Lokalübeln ist derselbe von ungemeinem Werth.

9. Man verändre, bei langwierigen und hartnäckigen Fällen, von Zeit zu Zeit die Präparate und Formen des Merkurs, um immer eine neu modifizirte Reizung zu erregen. Oft giebt man ein Präparat lange Zeit ohne die mindeste Aenderung. So wie man ein andres anwendet, bekommt gleich alles eine andre Gestalt.

10. Man muß daher bei dieser Krankheit mehrere Präparate anwenden, und ihre Eigenheiten kennen. Oft hängt die ganze Kur von dieser glücklichen Auswahl ab. Freilich kommt hierbei sehr viel auf die individuelle Beschaffenheit des Subjects an, und muß dem praktischen Blick des Arztes überlassen bleiben. Doch erlaube man mir folgendes aus meiner Erfarung hierüber zu bestimmen.

Der Mercurius gummosus hat allerdings seine Verdienste bei der Skrofelkur. Besonders bei Uebeln sehr empfindlicher Theile ist gerade seine weniger reizende Kraft ein Vorzug. Vicat erzählt 4 Erfarungen, wo die hartnäckigsten Skrofelknoten blos durch dieses Mittel, bald mit Opium, bald mit China verbunden, geheilt wurden, und ich könnte ebenfalls einige Beispiele seines Nutzens anführen.

Ungemein schäzbar sind die Verbindungen mit Schwefel und Antimonium in dieser Krankheit. Beide scheinen den Reiz des Merkurs zu modificiren, seine speichelflußerregende Kraft zu mindern, und ihm mehr Tendenz in die Haut zu geben, welches immer bei dem Gebrauch des Quecksilbers ein Hauptgrundsatz seyn muß. Je mehr dasselbe in die Haut wirkt, und gleichsam transpirabel gemacht wird, desto sicherer ist man, daß es nicht leicht Salivation erregt, und überhaupt, daß es das ganze System besser durchdringt. — Ich schätze daher den Aethiops mineralis sowohl als antimonialis gar sehr, und es ist sonderbar, daß man in vielen Schriftstellern denselben als ein so leicht Salivation erregendes Mittel angeführt findet. Ich kann versichern, daß ich ihn unzählige mal, selbst den zartesten Kindern, und anhaltend gegeben habe, ohne diese Wirkung davon zu bemerken. Es ist mir daher ein Lieblingsmittel für das kindliche Alter, und eben deswegen in den Skrofeln, wo er noch überdies den Nutzen hat, die Würmer kräftig zu treiben. Gewöhnlich gebe ich ihn einem Kinde von 3 — 4 Jahren zu zwei Gran zweimal des Tags mit Cicuta, Magnesia und Zucker, ältern zu einem halben Skrupel. Auch mit Digitalis *) verbunden ist er trefflich, so wie als

*) Fast alle gewöhnliche Skrofelkranke im Königl. Poliklinischen Institut, wo wir jährlich mehrere hundert skrofulöse Kinder zu behandeln haben, erhalten nichts anders als Aethiops min. mit etwas Magnesia und Rhabarber, und dieses Mittel allein, mit Bädern verbunden, hebt gewöhnlich in 2, 3 Wochen Hautkrankheiten, Augenentzündungen, Drüsenknoten, harten Unterleib.

Zusatz zu den Wurmpulvern. — Aehnliche aber schärfere Wirkungen thut das Plummersche Pulver.

Auch ist der völlig versüßte Mercurius dulcis ein sehr brauchbares Mittel, am besten in den von Hofmann empfohlnen Pockenpillen, wo er am sanftesten wirkt.

In hartnäckigen und tief eingewurzelten Fällen schickt sich der Mercurius solubilis Hahnemann. trefflich zur Schmelzung der Drüsen und Hebung der Hautausschläge.

Ist das Uebel aber äußerst hartnäckig, oder der Sitz desselben in zu entfernten und außer dem Kreislauf liegenden Organen, dann sind allerdings auch die salinischen und scharfen Mercurialmittel zu empfehlen, weil sie eingreifender und durchdringender sind, und hier verdient selbst der Sublimat seinen Platz, wie ich durch Erfarung zeigen werde.

Es würde überflüssig seyn, den schon hinlänglich bekannten Nutzen des Merkurs durch Beispiele noch beweisen zu wollen. — Hier also nur einige, die etwas auszeichnendes haben.

Ein Mädgen von 5 Jahren litt an vollkommner Atrophie mit der beschwerlichsten Augenentzündung aus skrofulöser Ursache. Sie bekam alle Abende ein Pulver von 1 Gran Calomel, ½ Skrupel Schwefelblumen und Zucker, dabei ein Decoct von Guajac und China, und nachdem sie dies 3 Wochen, mit zwischen durch gegebenen Abführungen gebraucht hatte, war sie völlig geheilt, so daß keine Spur weder der Ophthalmie noch Atrophie mehr übrig war.

Ein Mädchen von 7 Jahren, das in den ersten Jahren mehrere Skrofelzufälle gehabt hatte, bekam ein Fieber mit heftigen Kopfschmerzen und zwei Tage anhaltenden Erbrechen, wobei endlich 2 Spulwürmer ausgeleert wurden. Hierauf fanden sich epileptische Zuckungen ein, und nachfolgende völlige Sprachlosigkeit, welche auch blieb. Nach 8 Tagen zeigte sich Entzündung im Halse und an der Zunge, welche sich nach einigen Tagen verlor, aber eine Drüsengeschwulst unter der Zunge und einen beständigen Speichelfluß zurückließ. Das Fieber verlor sich, der Appetit und Schlaf kehrten wieder, aber die epileptischen Zufälle blieben, und kamen immer von Zeit zu Zeit wieder. — Da man das Uebel anfangs für Wurmzufälle halten konnte, so wurden die besten krampfstillenden Wurmmittel, Santonicum, Mercur, Zinkblumen, Valeriana, Milchklystire u. s. w. angewendet, in den Hals und Rückgrad ein flüchtiges Liniment mit Kampfer eingerieben. Es erfolgten auch einige Würmer, aber nach dreiwöchentlicher Continuation waren denn doch die Zufälle nicht verbessert, die epileptischen Zufälle und die Stummheit blieben. — Es wurde nun China mit Valeriana und Viscum quernum im Decoct gegeben, und laue Bäder angewendet, täglich Klystire mit Fel Tauri gegeben, auch in den Unterleib eine Salbe mit Rindsgalle eingerieben. Hierauf ließen die epileptischen Zufälle an Heftigkeit etwas nach, verwandelten sich aber mehr in eine Chorea S. Viti, die Stummheit blieb, und die Finger fingen an zu schwellen. — Es wurden nun zu jeder Dosis des obigen Decocts alle 3 Stunden 2 Gran Extr. Hyoscyami verordnet, und die übrigen Mittel fortgesezt. Der ganze Habitus besserte sich immer mehr, Appetit, regelmäßiger gut verdauter Stuhlgang, Schlaf erfolgten, aber die Chorea, eine fest anhaltende Sinnlosigkeit, und die Stummheit blieben. — Es wurde nun immer wahrscheinlicher, daß ein Skrofelreiz auf die Origines nervorum, oder wohl gar ein lymphatisches Extravasat in den Hirnhölen, die Ursache dieses nun 8 Wochen dauernden hartnäckigen Uebels seyn müsse, und es wurden nunmehr die Hofmannischen Sublimatpillen, (alle zwei Tage frisch bereitet, um das Hartwerden zu verhüten) verordnet, wovon sie früh und Nachmittags eine und Abends zwei Stück nebst jedesmal zwei Gran Extr. Hyoscyam. bekam. Klystire und Bäder wurden fortgesezt. Nachdem sie diese Mittel 14 Tage gebraucht hatte, fand sich ein häufiges Niesen und starker Ausfluß aus der Nase, auch viel Speichelzufluß ein. Sie griff oft mit den Finger in den Mund, als ob sie etwas holen wollte. Die Zuckungen waren einige Tage weggeblieben, aber in den lezten stärker wieder gekommen. Die Stummheit blieb. — Der Merkur wurde 6 Tage ausgesezt, und statt dessen Moschus täglich zu 6 Gran gegeben. — Hierauf wurde es eher schlimmer, als besser: es stellten sich sehr heftige Convulsionen ein, die sie oft auf einem Bein im Kreise herumdreheten,

ten, die Verstandlosigkeit blieb, so wie die Stummheit. — Sie erhielt nun wieder die Sublimatpillen, und auch Klystire von Milch, worin jedesmal sechs dieser Pillen aufgelößt wurden, dabei den Moschus, wie bisher, Bäder, Einreibungen von Kampheröhl mit flüchtigen Salzen, und ein Vesicatorium perpetuum in den Nacken. — Die Wirkung dieser Methode war, daß nach 14 Tagen die Zuckungen immer seltner wurden, ein sehr starker Schleimausfluß aus der Nase mit vielem Niesen, und täglich mehrern äußerst schleimigten Stühlen erfolgten, auch ein gelinder Speichelfluß fortdauerte. Sie schwizte sehr stark, besonders am Kopfe, die Zungendrüsen waren noch aufgetrieben, Verstandlosigkeit und Stummheit blieben. — Es wurden alle Mittel continuirt wie bisher; nur noch zu dem Moschus, Vinum Antimonii Huxhami gemischt, und zu der Salbe Oleum animal. Dippel. Die Zukkungen kamen immer seltner, nach 8 Tagen zeigte sich zum ersten male Bewußtsein und Verstand. Sechs Tage darnach fieng sie plötzlich an wieder zu gehen, und der convulsivische Anfall verwandelte sich in ein alle Abende kommendes periodisches Schreien mit beständigem ängstlichem Herumlaufen, wobei sie oft mit der Hand in den Mund langte, und gewöhnlich dadurch eine Menge Ausfluß von Schleim und Speichel aus Mund und Nase bewirkte. — Die Stummheit blieb noch unverändert. — Es wurde nun Chinadecoct mit Valeriana und Vinum Antimon. — alle Abende noch eine Dose Calomel — und äußerlich Einreibung von Balsam. Vit. Hofm.

mit Tinctur. Canthar. in den Hals und Rückgrad verordnet, und nach abermaligen 3 Wochen war die Sprache und die ganze Gesundheit völlig wiederhergestellt; und, was sehr merkwürdig war, und über die wahre Natur der Krankheit viel Licht verbreitete, mit der völligen Herstellung fanden sich grindigte Ausschläge um den Mund und starke Drüsenknoten am Halse ein.

V. Baryta muriata.

Ein neues und unstreitig höchstwirksames Mittel in der Skrofelkrankheit, über welches man besonders genauere Bestimmungen zu wünschen scheint. Da indeß in der Zwischenzeit meine vollständige Abhandlung über die Kräfte und Anwendung dieses Mittels, vorzüglich in der Skrofelkrankheit erschienen ist *), so glaube ich mich darauf berufen zu können, weil ich sonst das nur wiederholen müßte, was dort ausführlicher gesagt ist. Nur die Hauptresultate meiner Versuche will ich hier anführen:

1. Dies Mittel wirkt mit einem eignen und durchdringenden Reiz auf das Verdauungssystem, Lymph- und Drüsensystem und die Nerven dieser Theile. — Es vermag also ungemein kräftig die zähesten Infarctus und Verschleimungen im Darmkanal und Gekröse aufzulösen und mobil zu machen,

*) S. Hufeland vollständige Darstellung der Kräfte und Anwendung der salzsauren Schwererde in Krankheiten. Berlin 1794.

das Drüsensystem zu öffnen, die Resorption zu befördern, den Antimonialmitteln gleich krampfhafte Einsperrungen der kleinsten Gefäße und Drüsen zu heben, und veränderte und verbesserte Sekretionen hervorzubringen, wodurch also nicht allein die Lymphe gereinigt, sondern auch solche Lokalübel, die in einer pathologisch veränderten Secretion ihren Grund haben, als Ausschläge, Geschwüre, chronische Entzündungen, unmittelbar verbessert werden. Auch besizt sie die Kraft, Würmer zu tödten und zu treiben.

2. Folglich ist es eins der wirksamsten Mittel zur Heilung der wichtigsten Skrofelzufälle, Verstopfungen, Drüsenknoten, Geschwülste, Ausschläge, Geschwüre, Augenentzündungen, und es kommt darinne den Merkurial- und Antimonialmitteln gleich. Aber als ein Mittel zur gänzlichen Austilgung der Skrofelanlage kann man es in so fern wenigstens nicht betrachten, als es keine tonischen Kräfte besizt. Doch ist nicht zu leugnen, daß es, in so fern es weniger schwächt und die Verdauung weniger angreift als die Mercurial- und Antimonialmittel, länger als sie fortgesezt, und in Verbindung stärkender Mittel zur völligen Extinction des Uebels benuzt werden kann.

3. Vorzüglich ist es dann nützlich, wenn noch ein inflammatorischer und heftig gereizter Zustand im Lymphsystem verbreitet ist, wo China, Quecksilber, Eisen u. dgl. die Zufälle vermehren, oder auch, wenn die Krankheit vorzüglich reizbare Theile, z. E. Augen, Lungen u. dgl. angreift.

Bei der skrofulösen und floriden Lungensucht halte ich die salzsaure Schwererde für eins unserer trefflichsten, ja, da bei diesem Zustand oft so wenig vertragen wird, und selbst Calomel zu sehr reizt, oft einziges Mittel. Ich habe nicht wenige Fälle beobachtet, und von andern Aerzten mitgetheilt erhalten, wo die ersten Grade dieser Krankheit durch anhalterd fortgesezten Gebrauch völlig gehoben, oder dadurch lange beim Leben erhalten wurden.

4. Weniger nützlich ist es bei skorbutischer Komplikation, bei skrofulösen Knochenkrankheiten, bei großer Laxität, oder im zweiten faulichten Stadium.

5. In Absicht der Form ist die einfachste immer die beste, indem das Mittel gar zu leicht zersezt wird. Eine Auflösung von einer halben Drachme in 1 Unze destillirten Wasser, alle 3 Stunden zu 10 bis 50 Tropfen (nach Verschiedenheit des Alters) ist die beste Anwendungsart. Man kann sie entweder für Kinder mit Syrup versüßen, oder bei großer Schwäche und Reizbarkeit des Magens aromatische und krampfstillende, oder bittere und stärkende Zusätze machen. Ungemein verstärkt es ihre Wirksamkeit, besonders bei skrofulösen Hautkrankheiten, wenn man jede Unze der Auflösung mit 3 Drachmen Brechwein versezt, oder zu gleicher Zeit Aethiops min. Plumers Pulver. Dulcamara oder Cicuta nehmen läßt. Bei sehr schlaffen, kalten und reizlosen Subjekten ist eine Verbindung derselben mit Eisen von großer Wirksamkeit. Herr Rath Sulzer bedient sich folgender Mischung: Es wird Salz-

säure mit Eisen gesättigt, die filtrirte Auflösung krystallisirt, und in Keller gestellt, bis sie ganz zerflossen ist, sodann wieder filtrirt, und als Liquor Ferri muriati aufbewahrt. Von diesem Liquor werden 2 Theile zu einem Theil Terra ponderosa salita genommen *).

Auch äußerlich ist die Auflösung der Terra ponderosa salita sehr nützlich bei Hautausschlägen und Flecken der Hornhaut.

VI. Calx muriata.

Ein Mittel, das sich zunächst an das vorige schließt, und ziemlich gleiche Kräfte zu haben scheint, nur daß es stärker reizt, Schweiß und Urin treibt, und also mit mehr Vorsicht anzuwenden ist.

Fourcroy rühmt es sehr; in Holland wird es häufig und mit Nutzen gegen Skrofeln angewendet, und ich habe ihren Gebrauch in folgendem Falle auch mit Nutzen gemacht.

Ein Kind von 6 Jahren litt schon geraume Zeit an verhärteten Skrofeldrüsen des Halses. Es be-

*) S. Journal der praktischen Arzneikunde und Wundarzneikunst. I. Bd. 1 St. Der Nutzen dieser Verbindung bestätigt sich mir immer mehr bei schlaffen und atonischen Skrofelkranken. Ich bediene mich gewöhnlich folgender Formel: ℞. Terr. ponder. muriat. Ferr. muriat. aa ℥ß Solv. in Aqu. dest. Syr. Cort. Aurant. aa Unc. j. DS. Alle 3 Stunden 20, 30, auch mehr Tropfen zu nehmen.

kam eine Auflösung von 1 Drachme Calx muriata in 1 Unze destillirten Wassers, alle 3 Stunden 30 Tropfen; das Mittel machte täglich einige flüssige Stühle, und trieb viel Schweiß und Urin. Nach vierzehntägigen Gebrauch waren die Knoten kleiner und beweglicher.

VII. Chinarinde und ähnliche abstringirende Roborantien.

Die China gehört unleugbar unter die ersten Mittel gegen die Skrofeln, und es würde überflüssig seyn, dies durch neue Beweise bestätigen zu wollen, da es allgemein anerkannt ist. Nur einige Bemerkungen:

1. Da der wesentliche Grund der Skrofeln in Atonie und vermehrter Reizbarkeit der Schwäche zu suchen ist, so ist China das vorzüglichste Mittel, um die eigentliche Skrofelanlage zu vernichten. Sie verbessert die Schwäche und die davon herrührende widernatürliche Reizbarkeit, und vermag auf diese Art die kranke Reaction des ganzen Lymphsystems in eine regulaire und gesunde umzuwandeln. Ich bin völlig überzeugt, daß ein lange genug fortgesezter Gebrauch, in Verbindung einer angemessenen Diät, das meiste dagegen ausrichten kann.

2. Aber auch als Palliatifmittel ist sie trefflich, sobald Atonie mit Reizung die Ursache der Symptomen ist. So vermag sie Knoten und beträchtliche Geschwülste zu heben, sobald die Ursache Schwäche

entweder mit Reizlosigkeit oder mit anomalischer Reizbarkeit verbunden ist. Die Härten schmelzen dann unter ihrem Gebrauch so gut weg, als wenn man die kräftigsten Auflösungsmittel gäbe. Sie giebt den Grad von hinlänglicher oder regelmäßiger Reaction, deren Mangel eben die Ursache der Stockung ist; da hingegen die gewöhnlichen sogenannten Auflösungsmittel dieselbe oft noch mehr nehmen, und also die Stockung vermehren.

3. Eben so ist sie auch bei skrofulöser Entzündung ein großes und herrliches Mittel, doch erfordert diese Anwendung genaue Bestimmung und wieder Rücksicht auf obigen Grundsatz, ob nemlich wahre Schwäche zum Grunde liegt, und die vermehrte Reizbarkeit, die hier Entzündung macht, Folge der Schwäche ist; also bei derjenigen Entzündung, die man passive nennt, und wo entweder vermehrte Reizbarkeit von Schwäche, oder Stockung von Schwäche, die Ursache der Entzündung ist.

In allen diesen Arten ist sie ein großes entzündungswidriges Mittel, und da dies der häufigste Fall bei den Skrofeln ist, so paßt sie bei den mehrsten skrofulösen Entzündungen. — Doch giebt es auch Fälle vom Gegentheil, wo, wie die Erfarung lehrt, sie nicht nützlich ist, und entweder die Zufälle des Entzündungsreizes außerordentlich vermehrt, oder, besonders bei drüsigten Entzündungen, den Uebergang derselben in Eiterung beschleunigt. Dies sind die Fälle, wenn sich eine active Entzündung im skrofeligten Zustand einstellt. Entweder ist hier eine ungleich vertheilte Reizbarkeit des Gefäßsystems die Ursache, oder es ist durch irgend eine accidentelle Veranlassung ein activ inflammatorischer Zustand erregt, oder das Lymphsystem hat nicht den Grad von Laxität oder Schwäche, den die China erfodert oder es leidet zwar daran, aber die Muskelfaser und das arteriöse System besizt noch eine mit hinlänglichem Tonus verbundene Reizbarkeit; diese können also leicht in einen activ-inflammatorischen Zustand versezt werden. — Zuweilen liegt auch die Ursache dieser Wirkung in einer zu großen Sensibilität der Nerven, so daß die China, wie alle Roborantien, gleich als Reiz wirkt, und Krampf erregt.

In manchen Fällen kann hier schon der äußere Habitus, die gespannte und festere Faser, der plethorische und zu Erhitzungen geneigte Zustand, warnen, aber oft muß man sich auch hier durch Proben helfen, und, sobald man merkt, daß die Symptomen der Inflammation zunehmen, von dem Gebrauch der China abstehen.

4. Eben deswegen paßt die Verbindung der China mit antispasmodischen, narcotischen und antiphlogistischen Mitteln in vielen Fällen so schön. Sie nimmt der China die Reizvermehrende Kraft, und macht sie als bloßes Stärkungsmittel wirken. So die Verbindung mit Opium, Hyoscyamus, Cicuta ꝛc.

5. Aus eben dem Grunde ist es auch ein wahrer Kunstgriff bei der Skrofelkur, die China mit den

eigentlichen Auflösungsmitteln zu verbinden, oder durch sie den Auflösungsprozeß zu vollenden. Sehr oft hat man die wirksamsten Mittel der Art angewendet, man hat die zähe Materie mobil gemacht, oder den einsperrenden Krampf gehoben, und dennoch weicht die Stockung oder Verhärtung nicht. Die Ursache ist blos diese: Man hat nun zwar den Grund der Stockung gehoben, aber den Gefäßen fehlt es nun an Kraft, sich hinlänglich zusammenzuziehen, auf die Contenta kräftig zu reagiren, und so die Anhäufung oder den krankhaften Zustand völlig zu zertheilen. Das Uebel dauert blos aus Atonie fort. — Hier wird man vergebens die auflösenden Mittel fortsetzen. Die nämlichen Mittel, die im Anfange die herrlichsten Dienste thaten, werden nun durch eben di:se Kräfte das Uebel unterhalten, ja vermehren. Hier gebe man China, oder ein anderes schickliches Roborans, und man wird erstaunen, wie schnell alle Stockung verschwinden wird. Sie ist hier das einzige Mittel, um selbst den Auflösungsprozeß vollständig zu machen.

Der nämliche Fall tritt ein, wenn gleich Anfangs ein hoher Grad von Schlaffheit oder Schwäche da ist. Hier thut man sehr wohl, sogleich die Auflösungsmittel mit China zu verbinden. Dies ist hauptsächlich nöthig, wenn die Krankheit von Erbschaft, oder sehr geschwächten Eltern, oder sehr verzärtelter Erziehung, oder feuchter Luft entstanden ist.

6. Höchstwichtig ist bei dem Gebrauch der China die beständige Rücksicht auf die ersten Wege. Sie

bekommt nie, wenn ein materieller Stoff dieselben belästigt, und dies ist gewiß sehr oft die Ursache ihrer Unwirksamkeit gewesen. Man wende also vorher gehörige Ausleerungsmittel an, und auch im Verlauf der Kur setze man, wenn dieser Umstand eintritt, lieber aus, und gebe zwischen durch Ausleerungsmittel. — In dergleichen zweifelhaften Fällen ist die Verbindung der China mit Rhabarber, Tartar. tartarisat., Terra ponderosa muriata, Terra foliata Tartari sehr zu empfehlen.

7. Die Komplication und das Stadium der Skrofelkrankheit kann die China noch nützlicher und nothwendiger machen, z. E. wenn sie mit Skorbut verbunden ist, oder wenn sie ins faulichte Stadium übergeht; oder wo beträchtliche Eiterung sowohl der fleischigten als der knochigten Theile die Kräfte erschöpfen.

In Absicht auf die Form der Anwendung ist es unleugbar, daß die Anwendung in Substanz alle andre übertrifft, nur muß es die beste, ganz frisch und fein gepulvert seyn. Sehr wirksam habe ich die Verbindung mit Aethiops mineral. und ein wenig Zimmt gefunden.

Verträgt dies aber der Magen nicht, so muß man sie in flüssiger Form geben. Hier tritt nun aber der üble Umstand ein, daß, giebt man sie im Decoct und Extract, die feinsten und flüchtigsten Theile, die die China offenbar hat, verloren gehen, und giebt man sie in kaltem Aufguß, diese zwar conservirt werden, aber dann zu wenig von dem fixen abstringirenden Prinzip übergehet. In diesem Betracht halte ich also nachstehende Mischung für die, welche die China in flüssiger Form am vollkommensten darstellt: Man lasse eine halbe Unze China mit 8 Unzen kalten Wasser einige Stunden lang infundiren und herumschütteln, sodann abseihen, und nun ein Decoct von 1 Unze China, mit 12 Unzen Wasser, bis zu 6 Unzen eingekocht, bereiten, und nachdem es colirt, beides vermischen, und von beiden zusammen alle zwei Stunden ein Paar Löffel nehmen.

Man kann die Wirkung solcher Chinatränke durch Zusätze der antiskrofulösen Mittel, der Cicuta, Antimonialmittel, Baryta, gar sehr verstärken. Doch ist in Absicht der Metallsalze, besonders der antimoniellen, zu bemerken, daß sie dadurch ihre brechmachende und darmreizende Kraft verlieren, aber nichts destoweniger ihre Kraft auf die Sekrezionen und Säfte zu wirken beibehalten, daher ich sie oft desto lieber in dieser Verbindung bei Skrofeln angewendet habe.

Auch ist der Zusatz von Magnesia, wie auch von fixen und flüchtigen Alcali, Tinctura Guajaci volat. und aromatischen Dingen hier sehr wirksam. Die flüchtigen und excitirenden Beimischungen dienen besonders bei großem Torpor (wirklichen Mangel an Empfindlichkeit), wo das fixe Roborans allein blos deswegen nicht wirkt, weil es nicht empfunden wird, und man erst durch solche Zusätze die Empfindlichkeit excitiren muß, um dem fixen Stärkungsmittel Eingang zu verschaffen. Man muß es gleichsam dadurch volatilisiren.

Auch die äußere Anwendung ist sehr schätzbar, theils als ein Mittel, die China in desto größerer Menge in den Körper zu bringen, (wozu besonders laue Chinabäder dienen) theils als ein topisches Mittel, bei Geschwüren, chronischen Augenentzündungen u. dgl., wo das öftere Fomentiren mit Chinadecoct und Cicuta ein herrliches Mittel ist.

Alles, was von der China gesagt worden ist, gilt auch, nur in etwas schwächern Grade, von ihren schätzbaren Surrogaten, dem Cort. Salicis und Hippocastani.

Nur einige Beispiele zum Belege:

Ein Kind von 2 Jahren bekam alle Anzeigen von der englischen Krankheit mit Drüsenknoten, und etwas starken Leib, wollte nicht gehen, und sein ganzer Habitus war schlaff. Es bekam eine Mischung von Kali carbon. 1 Drachme mit einer Unze Weinessig saturirt, einer halben Unze Rhabarbertinktur und eben so viel Syrup, täglich einigemal zwei Theelöffel zu nehmen, dabei Frictionen mit durchräucherten Flanell. — Da dies nichts besserte, wurde ein Decoct von Radix Rub. Tinctor. und Sal Tartar. verordnet. — Aber es entstand eine schwächende Diarrhoe, und statt besser zu werden, wurde alles schlimmer. Die Knochenenden wurden plötzlich dikker, und der Leib weit stärker, auch die Skrofeldrüsen häufiger. — Es wurde nun ein Aufguß von

1 Unze China, 2 Drachmen Cort. Aurant., 1 Drachme Muscatbluthen *) mit 1 Pfund süßen Wein bereitet, täglich dreimal zu einem halben Eßlöffel, und dabei das Waschen mit kaltem Wasser verordnet. Dieses bewirkte sehr schnell Besserung. Nach einigen Wochen war es munter und konnte recht gut laufen, auch die Geschwulst des Leibes und der Knochen setzte sich. Ein fortgesezter Gebrauch der China mit Cicuta hob vollends die Ueberreste der Skrofeln.

Ein Mädchen von 15 Jahren, das in der Kindheit skrofulös gewesen war, und öfters Ausfluß aus den Ohren und Taubheit gehabt hatte, bekam vor einem Jahr das Scharlachfieber, wo abermals eine Metastase auf die Ohren ging und einige Zeit Ausfluß derselben erregte. Dieser verlor sich, aber es blieb ein sehr schweres Gehör. Man hoffte, der Durchbruch der Reinigung würde dieses Uebel heben, aber sie erschien, und bewirkte nicht Besserung, sondern vielmehr wurde es mit jedem Termin, wo die Menstrua sehr stark flossen, schlimmer. — Es waren noch unverkennbare Zeichen des Skrofelübels und im Ganzen der Schlaffheit da. Ich verordnete also alle Morgen ein Glas Seydschützer Bitterwasser, alle 4 Wochen Schröpfen im Nacken, Einreibungen von Quecksilbersalbe hinter die Ohren, und dabei täglich einigemal Chinadecoct. Auf beide Arme wurde Sei-

*) Die Muskatbluthen sind ein sehr schönes Mittel bei Rachitis und skrofulöser Atrophie, besonders als Zusatz zu eröffnenden Mitteln.

delbast gelegt, das Gehör besserte sich hierauf nach 8 Tagen etwas. — Sie continuirte also die Mittel, ich verstärkte den Gebrauch der China, und nach 3 Wochen war ihr Gehör völlig wieder hergestellt.

Ein junger Mensch von 18 Jahren, der von Jugend auf skrofulös und rachitisch gewesen war, litt an beträchtlichen Knochengeschwülsten der Füße, skrofulösen Geschwüren, Drüsenknoten, und an allgemeiner skrofulöser Kachexie. Er war dabei sehr schlaff, reizlos und stupid. Ich gab ihm die von Piderit empfohlne, sehr wirksame balsamische Sublimatessenz *), nebst einem Decoct von Lign. Guajac. Stip. Dulcam. Turion. Pin. — Nachdem er dies einige Wochen, mit untermischten Laxanzen, gebraucht hatte, ließ ich ihn dieselben Mittel fortsetzen; aber zugleich ein starkes Chinadecoct nehmen, und dabei täglich zweimal die Füße in einem lauen concentrirten Decoct von Weidenrinde baden, und immer Umschläge davon auf die Geschwüre legen. — Dies bewirkte nach einigen Monaten ungemeine Verbesserung. Die Geschwüre heilten, die Knochen- und Drüsengeschwülste minderten sich, und er war so

*) Sie besteht aus folgendem: Eine Auflösung von 1 Skrupel Sublimat in 4 Unzen Spir. Vin. rectif. mit einer Tinctur, die aus einer Unze Balsam. Canadens. und eben so viel Gummi Guajac. mit 4 Unzen Spir. Vin. rectificat. bereitet ist, zusammengemischt, und noch 2 Drachmen Oleum Sassafras beigefügt. Die Dosis ist 10 bis 20 Tropfen in einem Schluck Wein oder Wasser. S. Piderit Pharmacia rational.

weit hergestellt, als es bei einem so verderbten Zustande möglich war.

VIII. Eichelkaffee.

Auch von diesem Mittel läßt sich fast dasselbe sagen, was ich oben von der China und ähnlichen Mitteln angeführt habe, nur mit dem Unterschiede, daß hier die adstringirende Kraft noch durch das Oeligte modifizirt und gemildert ist. Daraus folgt, daß dies Mittel weniger heftigere Constrictionen erregt, Schleim und andre Materien weniger verdickt und fixirt, die Secretionen weniger hindert, und auch weniger als Reiz wirkt. — Man hat daher dabei den Nutzen und nicht die Nachtheile der adstringirenden Mittel zu erwarten, es wird weit allgemeiner vertragen, und ist nicht allein ein treffliches Stärkungsmittel für die Verdauungskraft und den Ton des Ganzen, sondern auch ein höchst wirksames Eröfnungs- und Auflösungsmittel bei allen Verstopfungen des Gekröses und der Drüsen, deren Grund in Schwäche liegt. Ueberdies vereinigt es damit selbst eine ernährende und restaurirende Kraft, wie die mästende Wirkung in der Oekonomie beweiset. In der That Marx verdient unsern größten Dank, es durch seine Schrift mehr in Gebrauch gebracht zu haben; und gewiß viele tausende von atrophischen Kindern verdanken ihm ihre Wiederherstellung.

Es ist daher eins meiner Lieblingsmittel bei allen Skrofelzufällen, bei Atrophie, Anlage zur Rhachitis, oder wirklich schon ausgebrochenen Drüsenknoten, Asthma und Husten; und, wird es lange genug fortgesetzt; so ist es gewiß eins der größten Mittel zur Austilgung der Skrofelanlage im Ganzen.

Ich habe mehrmals durch einen, halbe Jahre lang fortgesetzten, Gebrauch ganz allein den aufgetriebenen harten Leib schmelzen, und die schlimmsten skrofulösen Atrophien verschwinden gesehen.

Auch das Pulver der gerösteten Eicheln, mit Cicutapulver verbunden, hat mir einigemal gute Dienste geleistet.

IX. Eisen und Eisenmittel.

Diese Mittel gehören mit der China in eine Klasse, zeichnen sich aber dadurch aus: Einmal daß sie eine weit stärkere zusammenziehende Kraft besitzen, folglich den Ton der Fasern weit stärker vermehren; Zweitens, daß sie weit mehr reizen und aufregen, eine weit stärkere Reaction des arteriösen Systems hervorbringen und erhitzen, und Drittens, daß sie wirklich in die Substanz unsrer festen und flüssigen Theile übergehen — die bekanntlich immer einen beträchtlichen Antheil von Eisen enthalten — und den Gehalt derselben an Wärme, Lebenskraft, Bindungskraft und Bildungskraft, positiv vermehren. Folglich ist das Eisen allerdings gegen die Grundlage der Skrofelkrankheit, Atonie, Schwäche und daher entstehende Reizbarkeit, ein sehr großes Mittel. Aber eben seine genannten höchstwirkwirksamen Kräfte erfodern auch doppelte Vorsicht, und genaue Bestimmung bei der Anwendung, um nicht aus dem nützlichen ein sehr schädliches Mittel zu machen.

Daher folgende Regeln:

1. Da es weit abstringirender und styptischer ist, als die China, so darf es durchaus nicht angewendet werden, wo noch viel zähe Verschleimung, und feste unbewegliche Verstopfungen vorhanden sind.

2. Bei sehr großer Reizbarkeit des Blutsystems und Geneigtheit zu activen Entzündungen, oder wirklicher Gegenwart derselben, bekommt es nie, und verschlimmert die Zufälle. — Daher ist es oft die beste Vorbereitung zu dem Gebrauch des Eisens, die erhöhete Reizbarkeit und den activen Zustand erst durch reizmindernde, erschlaffende, selbst schwächende Mittel (z. E. laue Bäder, Mittelsalze, Vegetabilien, Narcotica) so weit herab zu stimmen, daß das Eisen keine so starke Reizung und Reaction mehr erregen kann. Ich sehe dies als einen vorzüglichen Kunstgriff zur glücklichen Anwendung dieses großen Mittels an.

3. Eben so bei großer Reizbarkeit der Lungen, öfterm trocknen Husten, fliegenden Stichen, oder kleinen Knoten in denselben. Hier kann es den Uebergang in die skrofulöse Lungensucht beschleunigen.

4. Auch paßt es nicht bei innern Vereiterungen.

5. Desto mehr aber kann man sich davon versprechen, bei einem äußerst schlaffen, weißen und

blonden Habitus des Körpers, bei Mangel an Cruor, Wärme und Lebenskraft, wenn überall seröse Anhäufung durchblickt, besonders beständige Neigung zu serösen und schleimichten Profluviis und zur Säure da ist. In solchen Fällen können Eisenmittel Wunder thun.

6. Auch wenn man lange schon resolvirende Mittel, besonders aus der Klasse der antiphlogistischen und narcotischen gegeben hat, und sie wollen nichts mehr wirken, dann ist der Gebrauch der Eisenmittel, entweder zugleich oder nachher vortrefflich. Und man kann es wohl als Grundsatz annehmen: Je mehr man erst erschlafft hat, desto herrlicher bekommt das Eisen. — Ein gewisser Grad von Atonie und Reizlosigkeit ist gerade der Zustand, wo das Eisen am sichersten und kräftigsten wirkt.

7. Am allerherrlichsten wirkt es bei der Rhachitis, wo es oft von Anfang an vortrefflich vertragen wird, oft Wunder thut, und selbst in Substanz, ja am besten in dieser Form, den schwächsten Kindern wohl bekommt. Ich bediene mich dann der Mischung: Rec. Mart. rec. et subtiliss. alcohol. Rad. Rhabarb. Cinamom. ana gr. j. Magnes. carb. gr. ij. Sach. alb. Scrup. j. M. F. Pulv. S. Früh und Abends eins.

8. In Absicht der Form bleibt es auch nach meiner Erfarung ausgemacht, daß die Substanz, das feinste Alcohol der frischen Limatur, das beste von allen Präparaten ist. Auch den Aethiops martialis schätze ich in dieser Rücksicht. Will man mehr

auflösen, und ist man für materiellen Stoff nicht sicher genug, so dienen Flores Salis ammoniaci martial. oder Mars solubilis oder Ferrum muriatum, oder Aether sulphur. martial., auch kleine Dosen eisenhaltiger Mineralwasser. — Vortrefflich sind die Verbindungen von bittern Extracten mit Eisenmitteln. — Auch habe ich einigemal die Verbindung des Eisens mit Antimonium crud., eine Verbindung, die ich überhaupt bei allen Krankheiten der Schwäche mit lymphatischer Schärfe und Kachexie empfehlen kann, bei der Skrofelkrankheit sehr nützlich gefunden.

Mehr noch als der innere ist oft der äußere Gebrauch des Eisens in Bädern wirksam, wovon unten ein mehreres.

Einige Beispiele von der Wirksamkeit des Eisens:

Ein Mädchen von 15 Jahren, von skrofulöser Konstitution, bekam Molimina menstrua, aber statt deren stellte sich ein weißer Fluß ein, der sehr bald scharf wurde, und Wundheit und Geschwulst der Genitalien erzeugte. Zugleich schwollen die Drüsen am Halse und die Oberlippe an, und sie bekam ein Oedem an den Füßen. Es wurde ihr Cicutapulver täglich dreimal 1 Skrupel mit einem Thee von Lignum Sassafras Rad. Rub. Tinctor. und Liquirit. verordnet, dabei alle Abende Pillen. von Guajac., Seife, Calomel und Sulphur. Antimon. aurat.; äußerlich Kalchwasser zum Waschen. — Nach vierzehn Tagen war das Oedem gehoben, aber der weiße

Fluß und die Geschwulst der Genitalien blieb. Sie sezte die vorigen Mittel fort, und zwischen durch Hofmanns balsamische Pillen. Es besserte sich hierauf einige Monate ziemlich, auch zeigten sich Menstrua, aber nun entstanden von neuem Drüsengeschwülste, die Nase schwoll an, ward verstopft und roth, der weiße Fluß ward schlimmer, und das Fußödem stärker. Es wurden ihr nun Solutionen von bittern Extracten, Tartar. emet. und Pillen von Gummi Galban. Ammon. Rhabarb. und Squilla verordnet; und da sichs darauf nach einigen Wochen nicht besserte, vielmehr immer mehr chlorotischer Zustand sich zeigte (der hier offenbar skrofulöse Quelle hatte), so bekam sie einen Eisenwein von 1 Unze Limat. Mart. Rad. Zedoar. Helleb. nigr. Cort. Aurant., von jedem 2 Drachmen, Myrrhe 1 Drachme mit 2 Pfund Wein digerirt, täglich zweimal drei Unzen zu trinken. — Dabei besserte sich alles zusehends, die Menstrua kamen in Ordnung, der Schleimfluß und die Skrofeln verloren sich, und sie ward völlig hergestellt.

Ein Knabe von drittehalb Jahren litt an allen Anzeigen der Skrofeln und Englischen Krankheit, hatte beträchtliche Drüsenknoten, geschwollne Knochenenden, und wollte nicht laufen, war überhaupt sehr schlaff und träge. Ich ließ ihn erst Magnesia, Tartar. tartarisat., Rhabarber und Semen Foeniculi nehmen, und da es sich nicht besserte, ein Pulver von Magnesia carb., Sem. Foenicul., von jedem 2 Drachmen, Rad. Rhabarb. 1 Drachme,

Alcohol. Limat. Mart. ½ Drachme, Cort. Cinamom. 1 Skrupel, Sachar. alb. 1 Drachme, täglich viermal 2 Messerspitzen in Wasser. — Dies bekam vortrefflich, und hob im Kurzen die Zufälle der Skrofeln und Rhachitis.

X. Aromatische und excitirende Stärkungsmittel — Lign. Sassafras — Rad. Calami aromat. — Helen. etc.

Dies sind Mittel, die, nach meiner Erfarung, die größte Empfehlung in der Skrofelkrankheit verdienen, und, wie mir's scheint, noch zu wenig benutzt werden.

Vorzüglich übertrifft das Lignum Sassafras alle übrige an Wirksamkeit. Ich kann folgendes davon rühmen:

1. Es ist ein ungemein balsamisches Stärkungsmittel, wo ein feines abstringirendes Prinzip mit einem sehr durchdringenden ätherischen Oele (also die fixe mit der excitirenden Stärkung) verbunden ist. Es vermag daher die Verdauungskraft zu stärken, der Faser im Ganzen mehr Ton und Reaction zu geben, und die Secretionen, besonders durch die Haut und Nieren, zu verstärken und zu verbessern.

2. Es dient daher in allen den Fällen der Skrofelkrankheit, wo ein äußerst schwaches Verdauungssystem obwaltet, und viele andre Mittel schon deswegen gar nicht anzuwenden sind. Hier verbessert es die Hauptquellen der Krankheit, der schlech-

ten Lymphe, der schwachen Verdauung, und bewirkt den besten Appetit.

3. Es verbessert die Laxität, einen Hauptgrund der Skrofelanlage, auch den Torpor der Faser, und den Mangel kräftiger Reaction, indem es die Lebenskraft excitirt; es vermehrt die Circulation und die thierische Wärme, und belebt alle Functionen, besonders die des Lymph- und Drüsensystems. In diesen Rücksichten schätze ich es als eins der größten Radicalmittel gegen die Skrofelanlage, wenn es anhaltend gebraucht wird, und ich kann versichern, daß ich in einem Zeitraum von 12 Jahren, wo ich dasselbe sehr häufig gebraucht habe, eine Menge vortreffliche Beweise seiner Wirksamkeit beobachtet habe. Ich habe dasselbe öfters Jahre lang als Infusum in Verbindung einer angemessenen Diät brauchen lassen, und bin dadurch im Stande gewesen, die Skrofelanlage auszulöschen.

4. Nicht blos gegen die Anlage, sondern auch gegen viele hartnäckige Symptome der Skrofelkrankheit habe ich es vortrefflich gefunden. — Es giebt Fälle, wo eine Art von Fieberreiz das beste Mittel ist, den Torpor der Organe zu heben, den Lentor der Säfte zu bezwingen, und kritische Bewegungen möglich zu machen. Oft thut dies ein zufällig entstehendes Fieber, worauf oft alles eine bessere Gestalt bekommt. Diesen Grad von Reizung kann zuweilen auch dieses Mittel hervorbringen, und dadurch die Kraft der Natur zur Bekämpfung des Uebels hervorrufen. — Besonders dient seine Kraft

die serösen Sekretionen zu vermehren und zu verbessern, zur Hebung der skrofulösen Hautausschläge*), zur Tilgung der Skrofelschärfe (durch verbesserte Secretion und Transpiration) und zur Hebung der Drüsenknoten. — Gegen den Kopfgrind habe ich sehr oft nichts anders nöthig gehabt, als einen Sassafrasthee mit untermischten Laxanzen. — Gewöhnliche Drüsenknoten verschwinden dabei, die skrofulöse Cachexie verliert sich.

5. Eine sehr schätzbare Wirkung ist auch die, daß es die innere Skrofelkrankheit in eine äußere zu verwandeln fähig ist, d. h. durch die Kraft, die es den Gefäßen giebt, durch die vermehrte Oscillation und Circulation, und durch eine Art von künstlichem Fieber vermag es die in den innern Theilen stockenden Skrofelschärfen mobil zu machen, und nach äußern Theilen zu treiben, wo sie dann entweder durch die Haut kritisch abgesondert werden, oder Metastasen, z. E. Hautausschläge, Abscesse, Knoten u. dgl. bewirken, welche doch immer leichter zu heben sind, als Anhäufungen im Innern. — Man kann gleichsam einen Metaschematismus dadurch möglich machen.

6. So dient es auch als ein treffliches Corrigens bei dem Gebrauch erschlaffender, salinischer, Magenschwächender Mittel, z. E. der Merkurial-, Antimonialmittel, der narcotischen, der Schwererde

*) Von der großen Wirkung dieses Mittels gegen die bösartigsten Flechten s. Journal der prakt. Arzneikunde und Wundarzneikunst. II. Bd. 2tes St.

u. s. w., wo ich gewöhnlich einen solchen stärkenden Thee von Sassafras mit großem Vortheil zugleich habe brauchen lassen.

7. Nachtheilig ist es da, wo sehr gespannte Fasern oder ein zu reizbares Blutsystem, Neigung zu Wallungen und Entzündungen, oder wohl gar schleichendes Fieber und ein colliquativer Zustand gegenwärtig sind. Besonders vermehrt es die colliquativen Schweiße sehr.

Die beste Form ist, nach meiner Beobachtung, ein Infusum calidum, ein Thee, aber kalt getrunken; durch das Kochen verfliegt das Aetherische zu sehr. Am gewöhnlichsten brauche ich folgende Vorschrift: R. Lign. Sassafr. Unc. iv. Rad. Liquirit. Rub. Tinctor. ana Unc. dimid. C. C. M. D. S. 2 Eßlöffel mit 1 Pfunde kochenden Wasser aufzubrühen, und früh und Abends die Hälfte zu trinken. Es ist dies ein sehr angenehmer Thee, den auch Kinder mit Milch und Zucker sehr gern trinken.

Bei hartnäckigen Fällen habe ich auch zu jener Mischung Herb. Cicut. 2 bis 3 Drachmen gesezt, welches die Wirkung sehr erhöht, und zugleich die nachtheiligen Wirkungen der Cicuta verbessert.

Auch das Oleum Sassafras essent., welches Herr Thilenius empfiehlt, habe ich einigemal mit Nutzen als Zusatz andrer antiscrofulöser Pulver, besonders Spong. ust. und Cicuta gebraucht; aber es ist äußerst hitzig, und darf nicht leicht über einen Tropfen des Tags bei Kindern gegeben werden.

XI. Narkotische Mittel,

Opium, Hyoscyamus, Cicuta, Belladonna, Dulcamara &c.

Diese großen Mittel, die man unter der Klasse der narkotischen begreift, und die einen Hauptvorzug der neuern Heilkunst ausmachen, haben durch ihre ganz eigne Kraft, auf das fühlende und reagirende in uns zu wirken, und dadurch die Grundquelle aller Reactio morbosa und medicatrix zu leiten und zu modifiziren, in neuern Zeiten, wo man sie erst von der rechten Seite kennen gelernt hat, so außerordentliche Wirkungen hervorgebracht, so manche vorher incurable Krankheiten heilbar gemacht, daß man ihren Gebrauch immer weiter ausdehnt, und auch auf die Skrofelkrankheit mit vielem Glück angewendet hat. Auch bin ich völlig überzeugt, daß sie hier zu den unentbehrlichen gehören. Doch scheint es mir, daß man gegenwärtig auch darin das Maas etwas zu überschreiten anfängt, und theils durch das größere Bedürfniß unsers krampfhaften Zeitalters, theils durch das System, was alle pathologische Erscheinungen zu Nervenkrankheiten macht, sich verleiten läßt, ihren Gebrauch zu weit auszudehnen, und zu vergessen, daß sie auch gar manche und wichtige Nachtheile haben. — Wahrhaftig es wird damit, und besonders mit dem Opium, hie und da großes Unwesen getrieben, was die strengste Rüge verdiente. Man erlaube mir also, hier nur in Rücksicht der Skrofelkrankheit die Wirkungsart dieser Mittel, und ihre Vortheile und Nachtheile, so wie sie aus der Natur dieser Mittel und der Krankheit fließen, etwas genauer zu untersuchen und zu bestimmen.

1. Ihre nächste und wesentliche Wirkung ist Schwächung und Verminderung der Sensibilität und zum Theil auch der Irritabilität. Nun liegt aber das Wesen der wahren Skrofelkrankheit nicht allein in kränklicher Reizbarkeit, sondern auch in Atonie und Schwäche des lymphatischen Systems. Sie können folglich zwar den ersten Fehler heben, aber unmöglich den lezten, und da noch überdies jene kränkliche Reizbarkeit oft erst die Folge der Schwäche ist, und darinnen ihren wesentlichen Grund hat, so werden sie sie zwar temporell besänftigen, aber nicht ganz heben können, weil diese Art von Erethismus nur durch stärkende Mittel, die den Grund desselben, die Schwäche heben, radical curirt werden kann. Sie werden also nie als Radicalmittel betrachtet werden können, um das, was ich oben Skrofelanlage genannt habe, auszutilgen.

Ein anderes ist, wenn jener Erethismus nicht Folge der Schwäche, sondern einer fremden Reizung oder dadurch vermehrter Reizbarkeit ist. Hier kann alles das helfen, was nur die Perceptibilität des Reizes mindert, und da können wirklich diese Mittel Radikalkuren bewirken. Also bei allen accidentellen oder falschen Skrofeln, z. E. von venerischer, morbilloser, oder anderer Metastase, ohne primitive Schwäche; und vielleicht hat man diese nicht immer genau genug von jenen unterschieden, wenn man den Nutzen des Opiums und ähnlicher Mittel als allgemein schilderte.

2. Wenn sie sehr lange und in starken Dosen fortgebraucht oder ohne Beimischung stärkender Mittel angewendet werden, so können sie den Ton der Faser wirklich schwächen, und also die Anlage zur Krankheit vermehren *).

3. Die mehresten, und das Opium am allermeisten, schwächen die Verdauungskräfte, wovon doch bei der Skrofelkur die Hauptsache abhängt, und auf deren Erhaltung man sorgfältig zu sehen hat.

4. Aber ohnerachtet hieraus erhellt, daß sie nicht als Radicalmittel gegen die Skrofelanlage dienen können, so ist doch gewiß, daß sie die vortrefflichsten Hülfsmittel gegen die ausgebrochne Skrofelkrankheit selbst, d. h. zur Hebung ihrer vorzüglichsten Zufälle sind. Ihre Wirkung ist hier folgende:

a. Sie lösen Verstopfungen und Drüsenknoten auf, indem sie den einsperrenden Krampf heben. Hierzu ist besonders auch ihre äußere Anwendung zu empfehlen. Ich weiß, daß zuweilen die härtesten Knoten blos durch aufgelegtes Opium, Cicuta, und Belladonnaextract geschmolzen sind — der beste Beweis, daß sie krampfhaften Ursprungs waren.

*) Auch Leake ist dieser Meinung, daß der Mißbrauch der narcotischen Mittel, Skrofelkrankheit und Rhachitis verbreiten kann. S. Leake practical Essays on the Diseases of the viscera.

b. Sie verbessern die Eiterung in Geschwüren, und befördern ihre Heilung, indem sie den krampfhaften Zustand und die Reactio perversa der Secretionsorgane aufheben, wodurch die gute Eiterung gehindert und eine schlechte Secretion unterhalten wurde.

c. Sie können selbst Ausschläge heben, indem sie die krampfhaften Einsperrungen der Schärfe in den Hautgefäßen heben, und die Secretion umstimmen, welches oft die einzige Ursache chronischer Exanthemen ist.

d. Sie können Anhäufungen und Extravasate der Lymphe (also Wasseranhäufungen, Geschwülste) heben, indem sie die krampfhaft gehinderte Resorption frei machen, und die Secretionen befördern.

e. Sie erleichtern die Absonderung und Ausleerung der Skrofelschärfe, indem sie die krampfigte Verschließung in den Se- und Excretionsorganen heben.

f. Sie haben einen vorzüglichen Nutzen darin, daß sie die von Natur sehr reizbaren Organe schützen, z. E. Lungen, Augen u. s. w. Da in diesen Theilen so leicht durch heftige Reizung Destructionen möglich sind, so ist schon dadurch sehr viel gewonnen, wenn man nur ihre Empfindlichkeit gegen den Reiz mindert, wenn man gleich die Ursache nicht so fort zu heben vermag. Daher bei Lungenknoten und skrofeligter Lungensucht sind sie sehr wohlthätig.

5. Nach diesen Prinzipien ihrer Wirkungsart können sie nun auch große Hülfsmittel zur Radikalkur selbst werden, nemlich auf folgende Art:

a. Indem sie die Erzeugung der Skrofelschärfe mindern und aufheben. Nach dem oben gesagten ist diese das Product der fehlerhaften Reaction des Systems und der verdorbenen Secretion. Da nun diese durch Minderung und Umstimmung der Reizbarkeit verbessert wird, so muß auch die Wirkung, die Erzeugung jener Schärfe, wegfallen.

b. Indem sie selbst die Anlage zum Erethismus des lymphatischen Systems nach und nach durch Entwöhnung mindern. Eine habituell gewordne zu große Reizbarkeit kann schon dadurch sehr gebessert werden, wenn man nur den Habitus dazu durch eine oft erregte künstliche Reizlosigkeit wegnimmt.

c. Indem sie als Corrigentia der stärkenden Mittel dienen, und ihre gar zu reizende Eigenschaft mindern.

Aus diesen auf Theorie und Erfarung gegründeten Sätzen, ziehe ich folgenden Schluß für die praktische Anwendung:

Sie sind in vielen Fällen unentbehrlich, theils zur Hebung der Symptomen, theils zur Unterstützung der Radikalkur; nur glaube man nicht, daß sie allein zur Austilgung der ganzen Skrofelanlage hinreichend seyen.

Aber bei ihrer Anwendung schütze man sich für nachtheilige Folgen durch Verbindung mit stärkenden Mitteln; besonders verhüte man die zu große Schwächung der Verdauungskraft, in welcher Rücksicht die äußere Anwendung in Bädern oft große Vorzüge hat.

Nun von den hauptsächlichsten insbesondere:

1. Cicuta.

Ein Mittel, das von manchen vergöttert, von manchen zu sehr herabgesezt wird. Eine Hauptursache von diesen Widersprüchen liegt nach meiner Meinung darin, daß die Kraft der Cicuta erstaunlich nach dem Boden variirt, wo sie wächst. Ich habe gefunden, daß nicht die auf Bergen, sondern die in Thälern und feuchten Boden wachsende die kräftigste ist. — Ferner muß ich hier noch eine Bemerkung machen, die sich bei manchem neuern Pflanzenmittel bestätigt hat. Wir finden, daß sie in den ersten Jahren ihrer Bekanntwerdung sehr wirksam sind, aber nach einiger Zeit verlieren sie die Wirksamkeit, und scheinen gleichsam auch mit ihren Kräften die Mode mit zu machen. Von dieser räthselhaften Erscheinung liegt die ganz einfache Ursache sehr oft darin: Im Anfange bekommt sie der Apotheker von ihrem natürlichen Standort aus der Wildniß; aber, wenn das Mittel einmal courant worden ist, dann pflanzt er es in seinen Garten, und nun verliert es durch die Kultur und den ungewohnten Boden einen Theil seiner originellen Kraft, die ihm nur in seiner Heimath eigen ist. Man sollte daher durchaus solche, durch feine, ausgezeichnet flüchtige Prinzipien wirkende Kräuter allemal von ihrem locus natalis einsammeln. Man denke doch daran, was aus der Valeriana und Arnica wird, wenn sie einmal Gartenpflanzen worden sind; mit der Cicuta ist es derselbe Fall. — Endlich liegt auch die Ursache der Unwirksamkeit gar oft an der unvernünftigen Behandlung mit Feuer, die bei allen solchen narkotischen Pflanzen äußerst vorsichtig unternommen werden sollte, weil nur gar zu leicht das narkotische Prinzip, ihre ganze Kraft, davon gejagt wird.

Nach meiner Erfarung steht die Cicuta wirklich unter dieser Klasse antiscrofulöser Mittel oben an. Sie greift die Nerven weniger an, als Opium, Belladonna und andre (daher ist sie für Kinder schicklicher), schwächt die Verdauungskraft und den Ton weniger, erhizt nicht und mindert den Reiz trefflich — paßt folglich auch bei entzündlichen Skrofelzufällen, bei Zufällen sehr reizbarer Theile, z. E. der Lungen, selbst bei etwas fieberhaftem Zustand, der Skrofelschwindsucht — und ist sowohl zur symptomatischen Kur der Knoten, Geschwüre, Ausschläge, Schleimflüsse, Atrophie u. s. w. als auch zur Radikalkur sehr schön zu benutzen.

Ich gebe sie dazu am liebsten in der unverändertsten Form, z. E. den frisch ausgepreßten Saft zu 10 bis 60 Tropfen unter andern Kräutersäften, oder das Pulver oder den Aufguß des behutsam getrockneten Krauts, auch im Thee mit Sassafras, wie oben schon gesagt. Auch das Extract, aber nur, wenn es noch den spezifischen Mäuseuringeruch recht stark hat, ist ein schönes Mittel, in Verbindung von Antimonial- oder Merkurialmitteln, Terra ponderosa, oder China und stärkenden Mitteln.

Vortrefflich ist auch ihre Anwendung äußerlich bei Localübeln, Entzündungen, Geschwüren, Verhärtungen, entweder im Decoct oder Auflösung des Extracts. — Von dem herrlichen Nutzen der Bäder, unten ein mehreres.

Einige Beispiele mögen zur Bestätigung dienen: In drei Fällen von dem hartnäckigsten skrofulösen Kopfgrind, wovon der eine wahre Tinea war, wurde die Kur blos dadurch bewirkt, daß früh und Abends Cicutapulver mit Sassafrasthee und zwischen durch ein merkurielles Abführungsmittel genommen, und der Grind äußerlich bei dem einen mit Cicutasäckchen, in Wasser aufgekocht, fomentirt, bei den zwei andern Cicutaextract, in etwas Wasser diluirt, aufgelegt wurde.

Ein Knabe von 8 Jahren, der sehr geschwollne Halsdrüsen hatte, dabei asthmatisch war, und an trocknen skrofulösen Husten litt, nahm Pulvis Herb. Cicut. Magnes. alb. und Sulph. aur. Antimon., nebst einem Thee von Stipit. Dulcamar. Lign. Sassafras und Rad. Liquirit. 6 Wochen lang, und ward völlig hergestellt.

Ein Knabe von 10 Jahren litt außer andern Skrofeldrüsen schon seit 4 Wochen an einer sehr ge-

geschwollnen Nase. Er bekam obiges Cicutapulver, und auch zum Einschnupfen in die Nase dergleichen mit Zucker und etwas Calomel, und ward geheilt.

Eine skrofulöse Weibsperson bekam nach den Wochen einen anhaltend bedenklichen Husten, der anfangs trocken war, dann mit Auswurf verbunden wurde, Engbrüstigkeit, zuweilen fliegende Stiche durch die Brust, Abendfieber, und alle Anzeigen einer skrofulösen Lungensucht. — Nach verschiedenen vergeblichen Versuchen mit andern Mitteln, ließ ich sie Pillen von Extr. Cicut. mit Pulv. Herb. Cicut. bereitet, täglich anfangs 10 Gran, nach und nach aber bis zu einer halben Drachme nehmen, dabei ein Decoct von Herb. Tussilag. Stip. Dulcamar. Herb. Marrub. alb. mit Molken bereitet, trinken, und Seidelbast auf die Arme legen. Diese Methode hatte so vortreffliche Wirkung, daß binnen 8 Wochen alle jene Zufälle, und die ganze anfangende Lungensucht gehoben waren.

Eine Weibsperson mit allen Kennzeichen der skrofulösen Cachexie, litt schon seit 2 Jahren an Fluor albus und Verstopfung der Reinigung, wobei sie auch ein Skrofelgeschwür am Fuß hatte. Sie bekam Plummers Pulver mit Cicuta, und äußerlich auf das Geschwür nichts als dünnes Cicutaextract. Dies wirkte so vortrefflich, daß darunter das Geschwür geheilt ist, ohnerachtet bis jetzt die Menstrua noch nicht wieder hergestellt sind.

2. Opium.

So sehr ich dies göttliche Mittel schätze, und es in vieler anderer Rücksicht für das erste Mittel dieser Klasse halte, so scheint es mir doch gerade in der Skrofelkrankheit nicht das vorzüglichste derselben zu seyn, und manche Eigenschaften zu haben, die es hier weniger empfehlen. Denn

1. Habe ich immer bemerkt, daß es die Verdauungskraft ausnehmend schwächt, und das ganze Geschäft derselben stört, welches zwar bei einem vorübergehenden Gebrauch wenig zu sagen hat, aber hier, wo anhaltender Gebrauch nöthig ist, und eine Hauptursache der Krankheit in schlechter Verdauung liegt, sehr nachtheilig werden kann.

2. Es ist hinlänglich bekannt, daß das Opium gar sehr die Exhalation und Secretion im Darmkanal und die Wirksamkeit des Motus peristalticus hindert, (den Beweis davon giebt der Durst, die Trokkenheit des Halses, der trockne Stuhlgang und Leibesverstopfung, die darauf folgt). Dies hindert nun die ganze Chylification, und giebt neue Ursachen zu Stokkungen und Schärfen. Will man diesem Uebel durch Laxirmittel abhelfen, so schwächt man noch mehr.

3. Bei der Skrofelkrankheit ist selten der Darmkanal und Magen frei von Unreinigkeiten, und mit diesen verträgt sich Opium nie.

4. Es disponirt sehr zu colliquativen Schweißen, kann also, wo schon hectische Anlage da ist, sie sehr vermehren.

5. Auch ist es für den Zustand des Nervensystems keineswegs gleichgültig, in dem zarten Kindsalter ein so starkes Narcoticum anhaltend zu nehmen, und es wäre überhaupt zu wünschen, daß man bei Kindern sich gewöhnte, damit äußerst vorsichtig umzugehen. Ich habe bemerkt, daß man durch starken oder anhaltenden Gebrauch desselben in dem Nervensystem gar leicht eine gewisse Stumpfheit und Trägheit erregen kann, welche in diesem Zeitpunkt der fortdauernden Generation in die Constitution selbst übergehen kann; ferner, daß wenigstens leicht ein Bedürfniß solcher Mittel entsteht; und endlich, daß es sehr leicht in diesem Lebensalter als ein berauschend Gift wirken und die gefährlichsten Kongestionen nach dem Kopfe, ja tödliche Apoplexien erregen kann. Und wahrhaftig dazu sind keine sehr starken Dosen nöthig. Mir ist ein Beispiel bekannt, wo eine Gabe von 12 Tropfen Laudanum liquidum, auf einmal genommen, bei einem Kinde von einem Vierteljahre schon tödliche Folgen hatte. Ein ernstlicher Wink, das Opium nicht wie ein Temperirpulver zu dispensiren, wie es hie und da Mode zu werden scheint!

Mein praktisches Resultat über seinen Gebrauch in der Skrofelkrankheit, ist also folgendes:

1. Zur anhaltenden Radikalkur ist es nicht wohl zu benutzen.

2. Aber desto vortrefflicher bei schmerzhaften Skrofelgeschwüren. Ueberhaupt kann ich es bei al-

len spezifischen Geschwüren (venerischen, gichtischen, herpetischen, u. s. w.) ausnehmend empfehlen. Ich habe da zuweilen das hartnäckigste Geschwür durch Dovers Pulver, welches hier am schicklichsten ist, zur Heilung gebracht. Es scheint hier mehr als irgend ein andres Mittel den Hautkrampf und die verdorbne Secretion zu verbessern, und die Ausdünstung im Ganzen frei zu machen.

3. Bei sehr schmerzhaften Knoten, Entzündungen und Krampfzufällen der Skrofelkrankheit. — Ueberhaupt bleibt es Regel bei allem Gebrauch des Opiums: Je schmerzhafter ein Zufall, desto mehr paßt es, und desto schöner bekommt es.

4. Als äußerliches Mittel ist es oft von großer Wirkung zur Zertheilung der hartnäckigsten Skrofelknoten. So auch bei skrofulösen Augenentzündungen zu den Collyriis, Salben oder Fomentationen gemischt. Auch bei andern Entzündungen und Geschwüren.

3. Hyoscyamus.

Dies Mittel schätze ich sehr, da es die Tugenden des Opium, obwohl in etwas schwächern Grade, und nicht seine Nachtheile hat. Denn es verstopft nicht den Stuhlgang, vielmehr löset es etwas auf, und verträgt sich auch eher mit Darmunreinigkeiten; ferner, es erregt nicht den heftigen Durst, noch weniger die Congestionen nach dem Kopf, und erhizt nicht, wie das Opium, so daß man es auch bei Fiedern ohne Bedenken geben kann. — Ich bediene mich daher desselben bei Kinderkrankheiten weit lieber, als des Opiums.

In der Skrofelkrankheit habe ich es theils als Zusatz zur Milderung der zu großen Reizbarkeit, oder der zuweilen entstehenden krampfigten und convulsivischen Zufälle gebraucht, theils auch als ein treffliches Auflösungsmittel, wodurch man sehr hartnäkkige Drüsenknoten und Stockungen schmelzen kann; vorzüglich dient es bei Lungenskrofeln und daher rührenden Husten.

Aeußerlich dient es bei schmerzhaften Entzündungen und Geschwüren empfindlicher Theile. So ist bei den skrofulösen Augenentzündungen ein treffliches Mittel eine Fomentation von Herb. Hyoscyam. und Flor. Malv. mit Wasser gekocht, wozu einige Tropfen Bleiextract gemischt werden können.

4. Belladonna.

Ein sehr heroisches Mittel, welches ebenfalls nicht zur Tilgung der Skrofelanlage, sondern zur Hebung der schlimmsten Symptomen dient. Besonders ist es ein schätzbares Mittel bei sehr hartnäkkigen Drüsenknoten, die an Scirrhus grenzen, bei hartnäckigen und callosen Geschwüren, und bei convulsivischen Krankheiten von Skrofelreiz.

Eine sehr gute Correction, wobei die Belladonna viel von ihren gefährlichen Eigenschaften verliert, und also für Kinder brauchbarer wird, ist die Digestion mit Weinessig und die Verbindung desselben mit Honig zu einem Oxymel Belladonnae.

Nachfolgende Geschichte mag davon zum Beweise dienen:

Ein Kind, das schon im ersten Jahre das Gesicht voll Grindausschlag und am Halse Skrofelknoten gehabt hatte, wogegen Aethiops mineral. und Sassafrasthee mit Nutzen gebraucht wurde, bekam im zweiten alle Anzeigen der Rhachitis, welche durch Darels Rhabarbertinktur und stärkende Bäder gehoben wurde, aber einige Zeit darauf stellte sich der Zufall ein, daß es beim Schreien oft außen blieb (eine Art von Catalepsis pulmonum), und endlich ging dieser Zufall in allgemeine epileptische Zuckungen über. Nun wurde ihm die Darelsche Rhabarbertinktur und Oxymel Belladonnae zu gleichen Theilen früh und Abends 60 Tropfen mit einem Aufguß von Rad. Valerian. Fol. Aurant. virid. verordnet, und dadurch das Uebel glücklich gehoben.

5. Stipites Dulcamarae.

Ein sehr schönes und wohlthätiges Mittel. Die Dulcamara enthält eine ganz eigne Mischung von auflösenden und Secretionen befördernden Kräften, und zugleich sanft narkotische Eigenschaften, die in großen Dosen ziemlich merklich werden. Dabei hat sie den großen Vorzug, die Verdauung nicht anzugreifen, und den Appetit nicht zu nehmen, sondern ihn eher zu vermehren.

In folgender Rücksicht ist sie hier besonders zu empfehlen:

1. Als ein treffliches Unterstützungsmittel der Radikalkur, indem sie die Lymphe vorzüglich zu reinigen und zu verbessern vermag. Daher ist sie ein so schöner Zusatz für die Roborantia, China, Lichen Island rc.

2. Bei hartnäckigen Hautausschlägen und Geschwüren. Aber wenn man hier ihre ganze Kraft kennen lernen will, so muß man sie in immer steigender Dose geben. Gewöhnlich lasse ich mit ½ Unze täglich zum Decoct anfangen, und alle 2 Tage einen Eßlöffel Species mehr nehmen, so lange, bis sich Schwindel, Uebligkeit u. dgl. einstellt. So bin ich zuweilen bis zu 2 bis 3 Unzen täglich gestiegen, und hier kann man sehen, was Dulcamara vermag.

3. Hauptsächlich bei skrofulösen Lungenzufällen, Husten, Asthma, Verschleimung, Schmerzen, Lungentuberkeln und anfangender skrofulöser Lungensucht. Hier schätze ich sie als ein Hauptmittel, weil sie zugleich den Reiz wegnimmt, die Lungenausdünstung und Secretion erleichtert und verbessert, und zu gleicher Zeit sanft stärkt. Einigemal habe ich den Anfang skrofulöser Lungensucht und auch der schleimigsten dadurch gehoben, in welchem lezten Fall die Verbindung mit Lichen islandicus sehr nützlich ist. — Einst war ich so glücklich, einen trocknen Husten, der schon über ein Jahr gedauert hatte, und wahrscheinlich skrofulös war, blos durch ein Dulcamara-Decoct zu heben.

Am besten giebt man sie im Decoct, auch im Extract. Besonders sind die vom Herrn Althoff empfohlnen Pillen von Extr. Dulcamar. und Antimon. crud. von großem Werth *).

XII. Digitalis purpurea.

Dies Mittel hat zwar auch einige Kräfte der Narkotischen, aber bei weitem wichtiger ist seine Kraft durch einen spezifischen Reiz auf das lymphatische System zu wirken, die Resorption äußerst kräftig zu befördern, und die Secretion der Nieren, auch zuweilen die des Speichels zu vermehren.

In diesem Betracht gehört es zu den wirksamsten Mitteln gegen die Skrofeln, und seine Kraft hat sich mir in folgenden Fällen bestätigt:

1. Als ein wichtiges Hülfsmittel zur Radicalkur, durch die vermehrte Resorption, die es unter-

*) Hieher verdient auch Herba Nicotianae gerechnet zu werden, wovon Fischer folgendes Beispiel anführt. Ein Mädchen von $1\frac{1}{2}$ Jahren, welches alle Kennzeichen der skrofulösen Cacherie, starken und harten Leib, weiße Excremente, einen großen Kopf, aufgedunsenes Gesicht, aufgeschwollne Nase und Oberlippe, weite Pupille rc. hatte, und dabei fast immer hungerte, hatte einen besondern Appetit nach gepülverten Tabak, und bekam davon, mit Erlaubniß des Arztes, täglich einen kleinen Löffel voll. Dies sezte sie zwei Jahre fort, nahm dabei wöchentlich ein gelindes Abführungsmittel, und wurde in der Zeit völlig geheilt. Sie hat sich von da an bis jezt, wo sie 14 Jahre alt ist, sehr wohl befunden. S. Fischer Diss. cit.

hält. Doch darf es nicht gar zu anhaltend gebraucht werden.

2. Zur Auflösung der Drüsenknoten, wobei hauptsächlich die Verbindung mit Merkurialmitteln trefflich ist.

3. Zur Zertheilung lymphatischer und seröser Extravasate, selbst skrofulöser Wassersucht.

4. Bei skrofulösem Asthma und Husten, weil es durch seine nierenreizende Kräfte ein wichtiges Ableitungsmittel von den Lungen ist.

5. Aeußerlich auf Drüsenverhärtungen, als ausgepreßter Saft, in Umschlägen oder Salben.

Man hat diesem Mittel viel böses nachgesagt, besonders seit Lettsoms Anklage. Aber von allen diesen angeschuldigten Nachtheilen habe ich nur einen gegründet gefunden, nemlich den, Trübheit und Schwäche der Sehkraft, auch Flecken vor den Augen zu erregen. Gewöhnlich sind es nur vorübergehende Wirkungen, aber einmal sah ich sie doch nach einem starken und anhaltenden Gebrauch mehrere Wochen dauern, und erst nach einigen Mitteln vergehen.

Aber ich habe gefunden, daß man diesen Nachtheil verhüten kann, einmal wenn man das Mittel nie in zu starken Gaben giebt, welches auch überhaupt von keinem Nutzen ist, denn die Erfarung hat mich gelehrt, daß, wenn es nicht in mäßigen Dosen (z. E. 2 Gran für einen Erwachsenen) hilft, es auch nicht in den stärksten hilft; ferner wenn man nicht gar zu anhaltend damit continuirt, sondern alle 14 Tage eine Pause macht; und endlich wenn man Antispasmodica und Nervina damit verbindet, z. E. Valeriana, Opium, Sal volat. Cornu Cervi — Sal Succini — Castoreum und öfteres Waschen der Augen mit Wein. — Bleiben dennoch solche Nervenübel nach, so sind gewöhnlich Vesicatorien, flüchtige Salze und Opiatmittel die beste Hülfe.

Mit diesen Vorsichtigkeitsregeln habe ich dies Mittel auch Kindern zu $\frac{1}{8}$ bis $\frac{1}{4}$ Gran gegeben, und mit dem ausgezeichnetsten Erfolg; meistentheils im Pulver mit Aethiops min. oder Sulphur Antimon. aurat.

Doch auch hier muß ich die Erinnerung wiederholen, die ich schon bei der Cicuta gemacht habe, daß nemlich dies Mittel aufgehört hat so wirksam zu seyn, wie im Anfange, seitdem es die Apotheker in ihre Gärten gepflanzt haben. — Will man die ganze Kraft der Digitalis sehen, so muß man sie von Bergen nehmen, wo sie eigentlich zu Hause ist.

Einige Beispiele:

Ein Kind von 3 Jahren war im höchsten Grad skrofulös mit ziemlicher Anlage zur Rachitis. — Es hatte nicht allein viel Drüsenknoten am Halse, und starken Leib, sondern auch mehrere harte lymphatische Geschwülste, zwei auf dem Sternum und den Rippen, vier an den Armen und Händen, einige an den Füßen und Beinen. Sie waren zum Theil von der Größe eines kleinen Apfels. Einige davon hatte man zum Aufgehen zu bringen gesucht, sie gaben aber ein schlechtes wäßrichtes Eiter und waren dadurch nicht verbessert. — In diesem gewiß schon sehr bedenklichen Falle entschloß ich mich, die Digitalis anzuwenden, und verordnete früh und Abends ein Pulver, jedes von $\frac{1}{4}$ Gran Pulv. Hb. Digital., 3 Gran Aethiops min., 5 Gran Gummi Guajac. und Zucker, mit einem Thee von Sassafras und Stipit. Dulcamar; dabei in die Geschwülste einzureiben Ungt. de Digital. purpur. und einen Tag um den andern ein laues Bad mit Seife, Malz und Calamus aromat. zu nehmen. — Diese Behandlung hatte außerordentliche Wirkungen. Nach 8 Wochen sahe ich das Kind wieder und erstaunte, statt des elenden kachectischen ein frisches bluyendes Ansehen, den Leib weich, die Geschwülste zum Theil verschwunden, zum Theil verkleinert und alle geheilt zu finden; das Kind lief wieder, was vorher unmöglich war. — Ich ließ nun die Kräutersäfte noch einige Wochen mit bittern stärkenden Mitteln und Bädern von China mit Cicuta brauchen, welches die Kur vollendete.

Ein Frauenzimmer von 34 Jahren, das schon in der Jugend skrofulös gewesen war, bekam seit einiger Zeit zwei geschwollne Drüsen an der Seite des Halses, die immer größer wurden, und schon anfingen das Athmen zu erschweren. Ich gab ihr Lixiv. spong. ust., ein Mittel, das mich sonst in dergleichen Fällen nicht verläßt, vergebens; Mercurialia, die Terra ponderosa, verschiedene äußere Salben und Pflaster waren ebenfalls unwirksam. Im Gegentheil wurde die Geschwulst härter und unbeweglicher. Nun verordnete ich Pulv. Fol. Digital. 2 Gran, Aethiops antim. Fol. Senn. Sach. alb., von jedem ½ Skrupel, früh und Abends ein solches Pulver zu nehmen; äußerlich Digitalissalbe einzureiben, und Seidelbast auf die Arme zu legen. Dies hatte die erwünschteste Wirkung. Nach 8 Tagen schon fing die Drüse an kleiner zu werden, und binnen 5 Wochen des Gebrauchs war sie völlig geschmolzen.

Eine Frau von 64 Jahren, von äußerst skrofulösem Habitus, hatte schon lange bis herauf geschwollne Füße, wobei das merkwürdigste war, daß die ganze Haut völlig verhärtet und Lederartig war (eine zuweilen bemerkte Wirkung der Skrofelkrankheit), dabei war noch ein großes Geschwür am Fuße. — Sie hatte gegen die Geschwulst schon einige Zeit Squilla mit wenig Nutzen genommen. Nun bekam sie Digitalispulver früh und Abends 2 Gran mit einer schicklichen Ptisane. Das Geschwür wurde blos öfter gereinigt und einfach verbunden. Es entstand hierauf ein ausnehmend starker Uringang, die Haut wurde weicher, die Geschwulst sezte sich, und das Geschwür war binnen 3 Wochen geheilt.

XIII. Asa Foetida.

Dies Mittel ist zwar kein Radikalmittel zu nennen, schickt sich aber trefflich zur Auflösung der Knoken und Verhärtungen, bei skrofulösen Knochenkrankheiten, Spina ventosa und Caries, zur Verbesserung des Knochensafts, und bei skrofulösen Nervenkrankheiten.

Hier ist sie oft ein Hauptmittel, und hat den Vorzug, die Verdauungskraft nicht zu schwächen, und den Ton der Faser nicht herabzustimmen. — Doch beim fieberhaften Zustand gebe man sie nicht.

Nur eine Geschichte zum Beispiel:

Ein skrofulöses Mädchen von 12 Jahren bekam, nachdem ein Kopfgrind, den sie einige Zeit sehr stark gehabt hatte, von selbst abgetrocknet war, laufende Krämpfe in den Gliedern, die mit periodischer Lähmung der Hände verbunden waren, so daß sie alles fallen ließ. Alle Morgen hatte sie heftiges Kopfweh; ihre Nase war immer trocken. Sie erhielt Pillen von Asa foetida, Gummi Guajacum, Extr. Valerian. ana, täglich dreimal 10 Gran mit Sassafrasthee, und alle 8 Tage ein Laxirmittel. Binnen 3 Wochen war sie hergestellt.

XIV. Spongia tosta.

Ein ganz eignes Mittel, das vielleicht in der spezifischen Kraft, kropfigte Halsdrüsen zu schmelzen, alle andre übertrifft. Seine Wirkung scheint in einem eignen Reiz des lymphatischen Systems und Verstärkung der Resorption zu liegen, wozu die alkalischen, (wovon gleich ein mehreres) kalcherdigten und empyreumatischen Bestandtheile das meiste beizutragen scheinen, denn auch andre gebrannte animalische Substanzen, z. E. das alte famöse Mittel: Gebrannte Schuhsohlen oder wollenes Tuch, thun ähnliche Wirkungen.

Am nützlichsten ist es bei angeschwollnen Drüsen und dem Kropf, bei hartnäckigen Verschleimungen, bei mangelnder Diuresis und Wasseranhäufungen aus skrofulöser Ursache, wovon ich ein merkwürdiges Beispiel anführen werde.

Bemerkenswerth ist es, daß sein Gebrauch bei schwachen und empfindlichen Lungen gefährlich werden kann, indem ich mehrmals beobachtet habe, daß diese dadurch so gereizt wurden, daß nun Husten, hektische Zufälle, auch wohl Blutspeien entstanden. Vielleicht waren auch verborgne Lungenknoten dadurch gereizt und in Entzündung und Eiterung versezt worden.

In dieser Rücksicht kann ich besonders die Schwammlauge empfehlen, weil sie die Lungen weniger reizt, als das Pulver. Am kräftigsten ist folgende Bereitung: 1 Unze geschnittner, nicht gebrannter, sondern nur geröstеter, Schwamm wird mit 1 Pfund Wasser aufgekocht, und 12 Stunden digerirt, sodann der Colatur etwas aromatisches Wasser zugesezt, und alle 3 Stunden 1 Eßlöffel genommen. Mit vielem Nutzen habe ich sie einigemal bei großer Laxität und Reizbarkeit mit Extr. Quass. und Myrrhae, auch wohl Laudan. liquid. oder Extr. Hyoscyam. verbunden; und auf diese Art mit stärkenden Mitteln versezt, kann man sie zur Radicalkur sehr gut benutzen.

Ein Mädchen von 20 Jahren, von skrofulöser Konstitution und vielen Drüsenknoten am Halse, litt schon einige Monate an Engbrüstigkeit, Verschleimung der Brust und seltnen Menstruis, auch Heiserkeit und Kopfweh. — Ich gab ihr obiges Lixiv. Spong. ust. mit Vin. Antimon. Huxham. und Extr. Hyoscyam., ließ dabei Dulcamara trinken, und ein Pechpflaster zwischen die Schultern legen. Nach vierzehntägigem Gebrauch waren schon die Drüsen größtentheils geschmolzen, und ihr Athem freier, und nach vier Wochen war sie hergestellt.

Ein junger Mensch von 18 Jahren war seit länger als einem Jahre mit einer starken Engbrüstigkeit behaftet. Er hatte dabei beträchtliche Anschwellungen der Halsdrüsen und viel Schleimhusten. Es wurden eine Menge Mittel gebraucht, Antimonialia, Gummi ammoniac., Seife, Dulcamara, Arnica, endlich Aethiops antimon., mit Guajac und Cicuta. Alles vergebens. — Zulezt bekam er Pulv. Spong. tost. ½ Drachme, Conch. ppt. Herb. Cicut. von jedem ½ Skrupel, zweimal täglich, und dabei einen Tag um den andern Janins Pillen. — Dies bewirkte bald eine auffallende Besserung, und nachdem er 4 Wochen fortgebraucht hatte, war sein Asthma vollkommen gehoben, obgleich die Drüsen am Hals nicht völlig geschmolzen waren.

Eine Weibsperson von etlichen und dreißig Jahren, die immer von Zeit zu Zeit an Drüsenknoten und andern Anzeigen verborgner Skrofelkrankheit gelitten hatte, bekam einen anhaltenden Katarrh, der endlich in einen chronischen Husten mit Engbrüstigkeit überging, zu dem sich rothe Augen gesellten. Sie nahm Dulcamara, Lichen islandicus, Antimonialmittel, China, Quassia, bittre Extracte dagegen, brauchte künstliche Geschwüre, aber ohne Nutzen. — Nach und nach gesellte sich Oedem der Füße dazu, die Reinigung floß sparsamer. Es wurde nun Senega und Squilla den obigen Mitteln zugesezt. Aber die Geschwulst nahm immer mehr zu, und ward zulezt allgemeine Hautwassersucht, zu der sich endlich auch noch Bauchwassersucht gesellte. Das Asthma und der feuchte Husten wurden dabei immer heftiger, und machten besonders die Nächte schlaflos. Squilla in allen Formen, bald mit krampfstillenden, bald mit stärkenden Mitteln verbunden, wurde vergebens gebraucht. Nun wurde ihr also in Rücksicht der hier zum Grunde liegenden Skrofelkrankheit das oben genannte Lixiv. Spong. ust. alle 3 Stunden zu 1 Eßlöffel, nebst einer Auflösung von Oxymel squill. und Terr. foliat. Tart. verordnet, und dabei ein Decoct von Rad. Saponar. und Bardan. getrunken. Als sie dies einige Tage gebraucht hatte, fing der Urin stärker an zu fließen, als noch in der ganzen Krankheit geschehen war, und veränderte die dunkle Bierfarbe in eine hellere. Nach 8 Tagen vermehrte sich der Urinabgang außerordentlich, und betrug wohl noch ein=

einmal soviel als das Getränk; dabei nahm die Geschwulst sowohl des Unterleibs als auch der Extremitäten sichtbar ab, so daß der Umfang des Leibes 2 Zoll weniger betrug. Auch Husten und Engbrüstigkeit ließen nach. Zugleich stellten sich alle Nächte Schweiße ein. — Acht Tage darauf waren die Füße schon zu ihrer natürlichen Größe reduzirt, und der Leib um die Hälfte kleiner; doch stellte sich wieder etwas mehr Engbrüstigkeit und viel Schwäche ein. Es wurde daher zu jenen Mitteln noch ein Chinadecoct gefügt. Dabei ging es nun vortrefflich, und nach 14 Tagen war auch alle Spur von Geschwulst am Leibe verschwunden, und Kräfte und übriges Wohlseyn wiederhergestellt. Hier that offenbar die Schwammlauge mehr, als die allerstärksten Diuretica *).

XV. Fixe und flüchtige Laugensalze.

Daß sie in der Skrofelkrankheit wirksam sind, hat die Erfarung hinlänglich bestätigt. — Die fixen scheinen auf folgende Art zu wirken:

1. Sie lösen den Schleim in den ersten Wegen und den Gefäßen sehr kräftig auf.

2. Sie reizen das lymphatische System, und die Secretionsorgane, wodurch die Resorption im Darmkanal, Lungen und Nieren vermehrt wird.

*) Ich habe seitdem wieder in zwei Fällen von Wassersucht, die eine von skrofulösen Zustand des Lymphsystems, die andere eine Folge des Scharlachfiebers, diese Schwammlauge in Verbindung des Opiums mit dem herrlichsten Nutzen angewendet.

3. Sie tilgen die Säure in den ersten Wegen, und heben dadurch eine der wichtigsten mitwirkenden Ursachen zur Skrofelkrankheit.

4. Sie scheinen auch die Qualität der Lymphe unmittelbar zu verbessern, und besonders, wenn sie an Acescenz leidet, diese zu neutralisiren.

Diese Mittel dienen daher hauptsächlich, wenn bei der Skrofelkrankheit Anzeigen der Säure, große Viszidität, gehinderte Diuresis gegenwärtig sind, bei sehr hartnäckigen Drüsenknoten, Atrophie, rachitischen Zustand, bei großem Torpor des Systems, weniger bei großer Reizbarkeit, schmerzhaften und inflammatorischen Zufällen, oder skorbutischen und colliquativen Zustand.

Sowohl das vegetabilische als mineralische Laugensalz sind dazu brauchbar; doch scheint mir das mineralische die ersten Wege weniger anzugreifen und zu schwächen.

Sehr nützlich ist die Verbindung mit bittern und stärkenden Mitteln, und China, deren abstringirende Kraft dadurch gemindert wird, zu 1 bis 4 Gran täglich einigemale; auch in weinigten und spirituösen Menstruis aufgelößt.

Die flüchtigen Alkalien wirken auf ähnliche Art, nur mit dem Unterschied, daß sie weit stärker reizen, in die Nerven und ins Blutsystem wirken, und die Secretionen der Haut und des Urins sehr stark befördern; daher sie beim fieberhaften und kolliquativen Zustand ganz zu meiden sind. — Aber sehr wirksam sind sie zuweilen bei sehr kalten oder auch skirrhösen und krebsartigen Verhärtungen, entweder als Sal volat. C. C. oder Spirit. Sal. Ammon. — Noch kürzlich beobachtete ich einen Fall eines skrofulösen Augenkrebses, wo erst die Eidechsenkur mit einigem Erfolg angewendet, und dann, da diese fehlten, als eine Art von Surrogat, Sal volat. C. C. täglich zu 1 Skrupel mit 1 Drachme Extr. Cicut. gegeben, und äußerlich Arsenic. alb. 2 Gran in 2 Unzen Extr. Cicut. und Acet. Saturn. einer Unze aufgelößt, angewendet wurde, mit großer und auffallender Verbesserung der Eiterung und des Umfangs.

Von ihrem trefflichen äußerlichen Gebrauch unten ein mehreres.

XVI. Erdigte Mittel.

Sie können allerdings auch nützlich werden, indem sie die ersten und auch zum Theil die zweiten Wege von Säure befreien, und hiedurch eine mitwirkende Ursache der Skrofeln heben, und selbst Reinigungsmittel der Lymphe (wenn wir die Acescenz derselben als etwas fremdes betrachten müssen) werden; daher bei anfangender Atrophie, auch bei Wassergeschwulsten.

Die Magnesia ist unstreitig das leichteste und verdaulichste von allen, doch hat die Kalcherde besonders in den animalischen Producten, als Conchen, Krebssteine, Eyerschalen, wo sie noch mit animalischem Leim und Phosphorsäure gebunden ist, gewisse unleugbare Vorzüge.

Auch sind diese Mittel sehr als Zusätze zu metallischen Mitteln zu empfehlen. — Nur nicht in zu großem Uebermaß, sonst können sie durch den Selenit, den sie erzeugen, Gelegenheit zu Verstopfungen geben.

XVII. Kalchwasser.

Ein gewiß sehr wichtiges Hülfsmittel! Es hat große Zeugnisse vor sich, und, so viel ich nun Gelegenheit gehabt habe, damit Versuche anzustellen, so kann ich dieselben ebenfalls unterschreiben.

Die Frage, wie es wirkt, mag ich nicht entscheiden. Aber davon bin ich überzeugt, daß bei diesem Mittel nicht blos die dynamische, sondern auch die chemische Wirkungsart in Anschlag zu bringen ist, und die Extinktion einer Acescenz der Lymphe hierbei keine geringe Rolle spielt.

Blos von den in die Sinne fallenden Wirkungen kann ich mit Gewißheit reden, und hier hat die Erfarung mir es in folgenden Fällen als ein großes Heilmittel bewiesen:

1. Bei skrofulösen Knochenkrankheiten, Caries, Spina ventosa — in Verbindung der Rad. Calam. aromat. und Asa foetida.

2. Bei sehr hartnäckigen Drüsenverhärtungen äußerer Theile, um ihre Auflösung zu bewirken.

3. Bei verhärteten Gekrößdrüsen, und daher entstehenden Verdauungsfehlern. Es ist hier ein Hauptmittel zur Verbesserung der Säure in den ersten

Wegen, der Chylification, der daher rührenden Durchfälle und Schleimflüsse. Aber auch habituelle Leibesverstopfung, wenn sie Folge solcher Drüsenverstopfung ist, läßt sich dadurch heben, wie ich einst bei einem starken Hypochondristen gesehen habe.

4. Bei Lungenknoten und anfangender Skrofelschwindsucht, wo es gewiß unter die besten Mittel gehört, die wir besitzen.

Ich will hiervon nur zwei Beispiele anführen: Ein junger Mensch von 16 Jahren, von einer ganz skrofulösen Konstitution, und sehr phtisischem Bau, seines Handwerks ein Schneider, klagte Schmerzen der Brust unter dem Brustbein, öftere fliegende Stiche, kurzen und beschwerlichen Athem, besonders beim Treppensteigen, kurzen trocknen Husten, der durch jede Bewegung vermehrt, und wobei zuweilen Blut mit ausgeworfen wurde. Sein Puls war klein und nicht sehr gereizt, seine Wangen circumscript roth, Appetit und Verdauung gut. Er hatte sich frühzeitig durch Onanie geschwächt. — Da alle diese Zufälle die Gegenwart von Lungentuberkeln sehr deutlich verriethen, so wurden ihm frisch ausgepreßte Kräutersäfte von Taraxacum, Tussilago, Beccabunga, Chaerefolium mit Molken und dabei eine Solution von Extr. Gramin. und Taraxac. mit Vin. Antimon. versezt, verordnet, auch auf beiden Armen Mezereum gelegt. — Nach 14 Tagen war er wenig gebessert, und nun zeigte sich schleimichter Auswurf. Er fing nun Stipit. Dulcamar.

und Lichen island. mit Molken abgekocht, an zu brauchen, und sezte den Seidelbast fort. — Nach 8 Tagen war es schlimmer mit ihm, er hustete mehr, der Puls wurde schneller und härtlicher, der Schmerz unter dem Brustbein nahm zu, und er bekam Nachtschweiße. Ich ließ demohnerachtet continuiren, nur ein antiphlogistisches Pulver aus Nitrum, Magnesia, Sachar. lact. Extr. Hyoscyam. und kleine Dosen Ipecacuanha wurden beigefügt. Die Beschwerden besserten sich wenig, nur das Krampfhafte minderte sich. — Da die Stiche zunahmen, und der Puls zwar klein, aber doch hart anzufühlen war, so wurde ein kleines, nur 5 Unzen betragendes Aderlaß am Arm unternommen, um den entzündlichen Zustand in den Lungenknoten zu dämpfen, und blos antiphlogistische Mittel verordnet, wodurch sich die Zufälle etwas besserten. Das Blut hatte etwas Entzündungskruste. Nun wurden 4 Wochen immer abwechselnd bald mehr kühlend krampfstillende, bald mehr stärkende Mittel, und immer Molken und Seidelbast dabei verordnet. Nach Verlauf derselben war sein Zustand folgender: Er hatte noch immer viel schmerzhaftes Drücken unter dem Brustbein, sehr beschwerlichen Athem, mit oft hörbarem Röcheln, am Tage trocknen Husten, früh mit Schleimauswurf, öfteres Niesen; auch zuweilen Nasenbluten, gereizten Puls, öftere Schweiße, auch mit unter Frieselausschlag. Da sich bei ihm immer mehr Schlaffheit und Schwäche der Lunge mit skrofeligtem Zustand, als Grundlage der Lungensucht zeigte, so wurde ihm nun ein Aufguß von ½ Unze China und eben so viel Quassia mit 2 Pfund Kalchwasser bereitet, täglich zu 3 bis 4 halben Tassen verordnet. Dieses wirkte Anfangs nicht viel Veränderung, ja zuweilen schienen die Stiche häufiger zu kommen. Aber nach vierzehntägigem Gebrauch nahm das drückende Weh unter dem Brustbein ab, das Röcheln verlor sich und der Athem wurde freier, der Husten seltner und der Auswurf weniger, auch die Nachtschweiße verloren sich. Es wurde nun ein noch stärkerer Gebrauch des Mittels gemacht, und noch 2 Fontanellen an die Arme gelegt. Nach 6 Wochen waren alle bedenklichen Zufälle gehoben, und die Kräfte wieder hergestellt. — Er bekam nach einem halben Jahr ein Rezidiv der Krankheit, welches abermals durch Kalchwasser mit Quassia gehoben wurde.

Eine Weibsperson von 30 Jahren, die zwar keine bestimmten Skrofelzufälle gehabt hatte, bei der aber doch einige Anlage da zu seyn schien, und deren 2 Brüder an der Lungensucht gestorben waren, bekam stechende Schmerzen in der Brust, besonders rechter Seits, eine beschwerliche Respiration, besonders beim Treppensteigen, und dabei einen starken Husten, häufigen Auswurf, der meistens viszide, süßlicht schmeckend, und sehr oft ganz wie Gefäße gebildet war (also verdickter Schleim, der die Ramificationen der Bronchien repräsentirte, wahre Infarctus der Lungen.) Der Puls war alle Abend fieberhaft. Uebrigens Appetit, Schlaf und Verdauung gut. — Sie bekam eine Auflösung von Sal ammon. Nitrum ana Dr. j. Sulph. Antimon. aurat. Gr. vj. Extr. Gramin. 3 Dr. in Aq. fontan. 5 Unzen. Syrup. commun. 1 Unze, viermal täglich 2 Eßlöffel zu nehmen, mit einem Decoct von Stipit. Dulcamar Rad. Tarax. Bardan. Liquirit. Sem. Foenic. — Fontanelle, die ihr gerathen wurden, nahm sie durchaus nicht. — Diese Mittel erleichterten ihre Zufälle, der Athem wurde etwas freier, nur der Auswurf blieb stark, und erschien zuweilen mit Blut vermischt, auch blieb das Abendfieber. Da nun diese Lungensucht offenbar zur Klasse der schleimichten und tuberkulösen gehörte, so bekam sie nächst obigen Mitteln, denen noch Lichen island. zugesezt wurde, auch Aqua Calcis täglich drei Tassen mit etwas Milch vermischt, zu trinken. Dies bekam ihr vortrefflich. Ihr Athem war nach vierwöchentlichem Gebrauch wieder natürlich, die Schmerzen gehoben, das Fieber ganz weg, und nur noch einiger Auswurf blieb, welcher sich aber auch verlor, als zur obigen Salmiakmixtur noch eine halbe Drachme Extr. Myrrh. aquos. gemischt wurde. — Die Kur ist seitdem von der besten Dauer gewesen.

XVIII. Seife.

Dies Mittel hat die oben bei den Alkalien angegebenen Eigenschaften, nur daß sie wegen der öligten Beimischung weniger reizend und angreifend sind. — Es verdient daher keinesweges weggestrichen zu werden, wie es bei einigen Autoren den Anschein gewinnt, sondern immer bleibt es ein wirk=

sames Säuretilgendes, eröffnendes, Schleimauflösendes, Urin und Stuhl beförderndes Mittel, welches bei Skrofeln sehr gute Dienste thut. — Ich habe bei vielen Kindern den Anfang dieser Krankheit und der Atrophie durch nichts weiter gehoben, als daß ich ihnen täglich früh und Abends 6 bis 10 Gran venetische Seife unter die Suppe mischen, und gute Diät halten ließ.

Auch äußerlich zu Bädern und Salben ist sie sehr nützlich.

XIX. Guajacum.

Dies Mittel ist gewiß eins der durchdringendsten Reizmittel für die serösen und schleimichten Secretionsorgane, und selbst für das lymphatische System. Es befördert fast alle Absonderungen, die des Stuhlgangs, des Urins, der Haut, reinigt also die ersten und zweiten Wege, erregt sogar mehr Reiz in dem Cirkulationssystem und erhizt. Es schickt sich also keinesweges für sehr reizbare und sanguinische Subjecte, auch nicht um die Skrofelanlage auszutilgen, aber desto mehr bei großer Schlaffheit, Reizlosigkeit und Viszidität, wenn es uns darauf ankommt, die träge Circulation und Secretionen in Thätigkeit zu setzen, den Körper von Schleim und Schärfe zu befreien, kritische Bewegungen hervorzubringen, wäßrigte, lymphatische, schleimichte Stokkungen zu zertheilen. Vortreffliche Dienste leistet es bei skrofulösen Blenorrhoeen, kalten Dräserknoten und bei hartnäckigen Hautkrankheiten skrofulöser Art wo dies Mittel, mit Schwefel und Antimonium verbunden, ausnehmend viel thut.

Ich lasse in dieser Absicht das Gummi Guajaci Kindern zu 5 bis 10 Gran, Erwachsenen bis zu 30 Gran drei bis viermal täglich nehmen, entweder mit Magnesia, Rad. Liquirit. Sem. Foenicul. zu Pulver, oder mit Sapo Venet. Extr. Taraxac. Sulph. Antimon. zu Pillen gemacht, oder mit Gummi arab. Syrup. emulsiv. und Wasser in Emulsion, nebst einem Decoct von Stip. Dulcamar.

Eine sehr skrofulöse Weibsperson von 50 Jahren behielt nach einem Scharlachfieber, wobei der Hals ziemlich gelitten hatte, einen fortdauernden Schmerz mit superfizieller Entzündung in der Nasenhöle und besonders den Choanis, wobei sie oft das Gefühl hatte, als wenn ein Pfropf hinter dem Zäpfchen stäcke. Wenn sie ein Rothlauf im Gesicht und Schwämme im Halse hatte, war das Uebel besser, auch wenn sich eine stark fließende Nase einstellte, die gewöhnlich verstopft war. Sie erhielt Pillen von Gummi Guajac., Extr. Dulcamar., Sulph. Antimon. aurat., nebst einem Trank von Stipit. Dulcam., Lign. Guajac., Rad. Sassaparill. und ein Decoct von Herb. Cicut. öfters in den Mund zu nehmen und in die Nase zu ziehen. — Diese Mittel, nebst unterhaltenen Vesicatorien hinter den Ohren, waren hinreichend, sie von dem beschwerlichen Uebel zu befreien.

Ein ganz skrofulöser Knabe von 10 Jahren ward von einem chronischen Schnupfen geplagt, der so heftig war, daß beständig eine Menge stinkender Schleim, oft mit Blut vermischt, secernirt wurde, wobei zugleich die Augen entzündet waren. — Es wurden ihm die ebengenannten Guajacpillen, öftere Mercuriallaxanzen, und ein Decoct von Myrrhen mit Cicuta mit Milch gekocht, öfters in die Nase zu ziehen verordnet. Für die Augen die Salbe von rothem Präzipitat. Dadurch wurde er nach 3 Wochen völlig hergestellt.

XX. Tussilago Farfara.

Mir bleibt dieses Mittel immer schäzbar, so wenig auch manche neuere Aerzte davon halten wollen. Freilich bleibt es gewissermaßen ein Räthsel, wenigstens für die, die immer schmeckbare und riechbare Theile und chemische Reaction nöthig finden, um die Wirksamkeit eines Mittels anzuerkennen. Denn von diesen Kennzeichen findet sich freilich nichts. Aber es wäre wahrer Verlust, wenn wir jenen Grundsätzen zu gefallen ein nützliches Mittel aufopfern wollten, und da bekanntlich das einzige hier entscheidende Reagens das des menschlichen Körpers ist, so wollen wir uns über die Wirksamkeit dieses Mittels blos an die Erfarung halten.

Diese hat mich nun häufig überzeugt, daß es die besten Wirkungen gegen Drüsenknoten, Hautausschläge, Grind, besonders Skrofelhusten und Lungenfehler äußert.

Was mir das Mittel besonders empfehlungswürdig macht, ist, daß es, wegen seiner gar nicht reizenden Eigenschaften bei sehr reizbaren Subjekten, zarten Kindern, reizbarer Lunge und Reizhusten, den es sehr gut mildert, auch beim fieberhaften Zustand sehr passend ist.

Doch kommt es sehr auf die Anwendung an. Entweder man gebe es frisch im ausgepreßten Saft zu 1 bis 3 Unzen, einigemal des Tags, oder man lasse ein saturirtes Decoct von 1 Unze Herb. Tussilag. täglich consumiren. — In dieser Art gebraucht, habe ich schon mehrmals hartnäckige Skrofeldrüsen, Ausschläge ꝛc. bald schwinden sehen.

Auch äußerlich schickt es sich sehr gut zu Fomentationen bei Augenentzündungen, Geschwüren, Tinea. Vom Auflegen der frischen Blätter habe ich einigemal die härtesten Grinder und Borken weichen und die Stellen gereinigt gesehen.

XXI. Frisch ausgepreßte Kräutersäfte.

Es ist ein sehr wesentlicher Unterschied unter frischen Kräutern und den Decocten oder Extracten, der sich ohngefähr wie die Kraft des rohen Fleisches zu der des gekochten verhalten mag. — Es giebt gewisse feine und flüchtige Bestandtheile der Kräuter, (die freilich nicht systematisch bestimmt sind, es auch wohl nie werden können) die ihnen nur im frischen lebendigen Zustand eigen sind, im getrockneten oder gekochten aber fehlen. Frisch gebraucht, ist selbst Gras ein treffliches Heilmittel, wie solches das baldige Verschwinden der verstopften Gekrößdrüsen bei dem Vieh im Frühjahr durch das frische Gras beweist, aber Heu oder alte strohherne Quekenwurzel ist es nicht. Man braucht nur den Unterschied in der Wirkung eines frisch ausgepreßten Quekensafts, und eines Decocts aus alten Wurzeln beobachtet zu haben, um davon überzeugt zu seyn. — Beccabunga, Lactuca, Chaerefolium, Sonchus, Borrago und ähnliche wäßrige Vegetabilien, frisch genommen, wirken oft als die schönsten stimulirenden, reinigenden, Secretion und Circulation befördernden Mittel, trocken sind sie ganz unwirksam. Den schönsten Beweis giebt uns der Skorbut. Diese Krankheit, die hauptsächlich in verminderter Cohäsionskraft der festen und flüssigen Theile und geschwächter Lebenskraft besteht, kann durch alle Pflanzen dieser Art, wenn sie nur frisch genossen werden, geheilt werden; alt und getrocknet richten sie wenig dagegen aus. — Diese Wahrheit erkannte besonders die Boerhavische Schule, sie wendete sehr häufig die frischen Kräutersäfte, und mit dem besten Erfolg an. Jezt scheint man zu wenig Werth darauf zu legen.

Ich empfehle es gar sehr, bei Skrofelkranken keinen Frühling vorbeigehen zu lassen, ohne ihren Gebrauch zu machen, und zwar aus folgenden Gründen:

1. Die ersten Sprossen der Kräuter sind zu diesem Behuf am wirksamsten.

2. Im Frühling ist, wie oben gezeigt, eine eigne

Reizung und Turgescenz im Lymphsystem, die zu kritischen Bewegungen benuzt werden kann. — Wenn man hier durch schickliche Mittel zu Hülfe kommt, so kann man in wenig Wochen mehr ausrichten, als zu andern Zeiten in eben so viel Monaten.

Am wirksamsten hierzu ist der frisch ausgepreßte Saft von Tussilago, Beccabunga, Marrubium alb. Chärefolium, Nasturtium aquat. Lactuca, Fumaria, alle Morgen zu 1 bis 4 Unzen mit Melissenthee, oder, besonders bei Kindern, mit mageren Fleischbrühen vermischt — 5 bis 6 Wochen lang fortgesezt. Verbindet man damit noch bittre Extracte, Elixire, oder Antimonialia, so ist die Kur desto wirksamer.

Ich habe diese Mittel sehr häufig gebraucht, und könnte mehrere Beispiele ihres Nutzens anführen, wenn ich nicht durch zu häufige Krankengeschichten, die nichts auszeichnendes haben, zu ermüden fürchtete. Oft sahe ich die Drüsenknoten, Ausschläge, Geschwüre während des Gebrauchs vergehen, zuweilen einige Zeit nachher, bei manchen schienen sie sogar schlimmer zu werden, aber dies war nur scheinbar, blos Folge einer dadurch erregten kritischen Turgescenz, und man konnte durch nachher gegebne antiskrofulöse und stärkende Mittel die Krankheit desto schneller heilen.

Auch hat mich Erfarung gelehrt, daß ein mehrere Jahre wiederholter Gebrauch dieser Kur eins der besten Mittel sey, um die Skrofelanlage nach und nach zu dämpfen.

XXII. Bittere Extracte und verdickte Kräutersäfte.

Auch diese werden immer einen vorzüglichen Rang bei der Skrofelkur behaupten, die Theorien mögen sich ändern, wie sie wollen. — Sie erfüllen die wichtigsten Indikationen, verbessern die Verdauung, heben den Schleim, reizen das System des Gekrößes, befördern die Thätigkeit des lymphatischen Systems und der Secretionsorgane, und besonders der Haut- und Nierenabsonderung, verdienen also mit Recht den Namen blutreinigender Mittel (wenn man mit dem Namen einen vernünftigen Sinn verbindet) und verbessern zugleich den Ton und die Kraft der Faser, ohne die adstringirende Kraft der China und ähnlicher Mittel zu haben, daher sie sehr oft, wo Schleim und Krudidäten in den ersten Wegen sind, wie dies bei Kindern ein häufiger Fall ist, weit besser bekommen und weit anwendbarer sind, als die China. — Wenigstens dienen sie vortrefflich, um den Uebergang von den blos auflösenden zur China zu machen.

Sie passen fast in allen Stadien und Complicationen, besonders wo sehr schlechte Verdauung, unkräftige Galle, Schlaffheit, Schleim und Säure obwalten, auch bei hartnäckigen Hautausschlägen. — Doch gehören sie mehr zu den Radikalmitteln als zu den Heilmitteln einzelner Symptomen.

Die besten sind, Extr. Gramin. Tarax. Marrub. alb., Centaur. min. Saponar. Trifol. fibr., auch wenn man stark eingreifen will, Extr. Chelidon. maj. — Endlich Extr. Quass., welches aber mehr als die obigen erhizt. — Die schönste Form ist in Auflösungen mit Vin. Antimon., Terr. ponderos. sal. oder Terr. fol. Tart. oder Sal. ammoniac. verbunden.

XXIII. Mineralische Wasser — Seewasser.

Ich kann nicht sagen, daß ich viel Erfarungen von ihrer Wirkung in dieser Krankheit hätte, ich glaube auch kaum, daß man sie radikal damit heilen kann; aber als Hülfsmittel und zur Hebung mancher Symptomen schätze ich sie sehr, besonders wegen ihrer Kraft, Secretionen zu befördern, die Lymphe zu verändern und zu verbessern, unthätige und reizlose Systeme zu erwecken, und in kräftige Reaction zu setzen. — So habe ich Kinder einigemal bei dem Gebrauch antiskrofulöser Mittel täglich einige Gläser Seltzer- oder Wildunger Wasser (welches jenes noch durch einen feinen Eisengehalt übertrifft) trinken lassen, und sehr gute Wirkungen davon gesehen. Besonders scheinen diese Arten von Wasser bei skrofeligten und verschleimten Lungen, bei Hautkrankheiten und bei Atrophien sehr nützlich zu seyn.

Auch das Seewasser wird von Russel und andern gerühmt. — Von ähnlicher Beschaffenheit sind unsere muriatischen Heilquellen, besonders die

mit

mit geistigen kohlensauren Bestandtheilen verbunden, welche der Magen besser verträgt, und unter welchen wohl der Selterbrunnen zu Pyrmont und in Schlesien die vorzüglichste Stelle verdienen.

XXIV. Visceralklystire.

Man erlaube mir, auch dieses so oft verkannte und falsch beurtheilte, Mittel anzuführen. In meinen Augen sind sie nichts anders als Medicina per anum, im Gegensatz der Medicina per os; die Anwendung schicklicher und hierzu brauchbarer Arzneimittel per intestinum crassum. Wir können also bei dieser Anwendung auf eben die Kraft sowohl durch Resorption als durch Nerveneindruck rechnen, wie bei dem gewöhnlichen Einnehmen; nur hat diese Methode für manche Fälle und eben für die Skrofelkrankheit folgende Vorzüge:

1. Manche unangenehme Wirkung der Arzneien, die ihren Grund blos in der spezifischen Empfindlichkeit des Magens hat, wird hier vermieden, z. E. die brechmachende Eigenschaft, ein Theil der narkotischen, und andre spezifische Idiosynkrasien. So vertragen manche Leute den Kampfer im Magen gar nicht, in Klystiren recht gut.

2. Man verhütet dadurch den Nachtheil, den ein unreiner Zustand des Magens bei manchen Mitteln hervorbringt. Mehrere Mittel lassen sich gar nicht anwenden, so lange Sordes im Magen sind, und können also in Krankheiten, wo dieselben fast nie fehlen, wie eben zuweilen bei der Skrofelkrank-

heit, gar nicht benuzt werden. Hier wende man sie per anum an; man wird da ihre Kraft ebenfalls erhalten, und doch jene Kollision vermeiden. Hieher gehören vornemlich adstringirende Roborantia, China rc.

3. Man vermeidet dadurch den großen Nachtheil, den Magen, die wichtigste Offizin unsers ganzen Wesens, durch Mittel auf lange Zeit zu stören, und seine Geschäfte zu hindern, Mittel, welche vielleicht für die Hauptkrankheit sehr nützlich sind, aber durch diese Störung neue Uebel hervorbringen. Der Gebrauch einer Menge narkotischer, salinischer, auflösender Mittel kann für die Skrofelkrankheit des Ganzen sehr nöthig seyn, aber sie zerstören zulezt die Verdauungskraft schrecklich, und so muß der Magen gar oft der Märtyrer fürs Wohl des Ganzen werden. — Wendet man aber diese Mittel durch Klystire an, so wird das Geschäft des Magens geschont.

4. Bei Kindern, die aus Ekel oder Eigensinn gar nichts einnehmen, bleibt ja dies der einzige Weg.

5. Man wirkt dadurch unmittelbar auf den Hauptsitz des Uebels, die Gefäße und Nerven des Gekröses und auf die Verstopfungen, Lähmungen und Krämpfe dieser Theile, und erregt die zur Mobilmachung der Stockungen nöthige Oscillation in den Gefäßen.

6. Die Visceralklystire, besonders wenn sie etwas reizend eingerichtet sind, befördern vortrefflich die

Absorption des lymphatischen Systems im ganzen Umfang des Unterleibes und angrenzender Theile, z. E. der untern Extremitäten, des Rückgrads u. s. w.

Ich bediene mich ihrer daher häufig, und mit sehr gutem Nutzen, theils als Adjuvantia der Hauptkur, theils als Hauptmittel, wenn die Skrofelkrankheit ihren Hauptsitz im Unterleibe hat, und da Verstopfungen, Anhäufungen, fehlerhafte Secretionen bewirkt, z. E. bei der Atrophia scrofulosa, schlechter Verdauung, habitueller Leibesverstopfung, Fehler der Leber, Milz u. dgl.

Die schicklichsten Ingredienzen dazu sind Rad. Tarax. Bardan. Saponar. Rub. tinctor. Herb. Tussilag. Flor. Verbasc. Chamom. vulg. Stipit. Dulcamar. mit Rockenkleien abgekocht — dazu nach den Umständen bald Cicuta, bald Fel Tauri, bald China, bald Kalchwasser. — Trefflich habe ich auch kleine Dosen Vin. Antimon. gefunden.

Die schädlichen erschlaffenden Wirkungen, die man sich zuweilen davon gedacht hat, verhütet man, theils wenn man obige stärkende Ingredienzen zusezt, theils wenn man sie nicht zu warm, sondern mehr kühl nimmt, und dann, wenn man weder in der Quantität des jedesmaligen Fluidums, noch der Applikation überhaupt zu sehr excedirt. Ich lasse sie z. E. 14 Tage lang einen Tag um den andern, dann 14 Tage lang täglich, dann wieder einen Tag um den andern nehmen.

XXV. Künstliche Geschwüre.

Es ist viel über ihren Nutzen und Schaden in dieser Krankheit gestritten worden. Ich glaube darüber folgendes bemerkt zu haben:

Als Radikalmittel sind sie auf keinen Fall zu betrachten und anzuwenden, im Gegentheil können sie, wenn sie zu stark wirken, durch Schwächung und Reizung das Grundübel vermehren.

Aber zu speciellen Zwecken haben sie zuweilen ungemein großen Nutzen, und dies giebt folgende Bestimmung ihrer Anwendung:

1. Um den Reiz, oder, bei einer schon beträchtlichen Entwicklung der Skrofelschärfe, die Anhäufung derselben von edlen Theilen abzuleiten, und wenigstens die gefährliche Richtung zu verändern. In diesem Betracht sind sie vortrefflich bei heftigen Augenentzündungen, Triefaugen, Lungenfehlern u. s. w. — Hierzu sind die reizendsten die besten, besonders Cort. Mezerei, welches die ganze Hautorganisation in einen gereizten Zustand versezt, und oft allgemein metastatische Ausschläge erregt, die Ableitung werden.

Ich habe selbst Kinder, die Anlage zum Wasserkopf hatten, durch Tragen einer Fontanelle am Arm dafür gesichert. Am merkwürdigsten war mir folgender Fall: Ein Kind, was schon einen bedeutenden Anfall davon gehabt hatte, und eben die Anlage behielt, ward mehrere Jahre gesund erhalten durch eine Fontanelle am Arm. Nun glaubten die Eltern, dies Mittel nicht mehr nöthig zu haben, ließen es zuheilen, und bald darauf bekam das Kind einen neuen Anfall der Wassersucht des Gehirns, woran es starb.

2. Um topische Stockungen, Einsperrungen, Drüsenknoten, Gelenkgeschwülste, Knochenverhärtungen, und Auftreibungen zu zertheilen, indem sie theils durch den Gegenreiz den einsperrenden Krampf heben, theils eine größere Oscillation der Gefäße erregen, wodurch die Resorption und Zertheilung der stockenden Materie befördert wird. — In solchen Fällen verdienen sie die größte Empfehlung. Aber sie müssen hierzu so reizend wie möglich seyn, und lange in Eiterung erhalten werden. Am schönsten sind dazu Pouteaus Brennzylinder, starke Vesicatorien, Mezereum. — Selbst Geschwüre können auf diese Art durch aufgesezte Zylinder oder Vesicatorien geheilt werden.

3. Um hartnäckige Hautkrankheiten zu heben. — Bei vielen Krankheiten dieser Art ist die Hauptursache theils allgemein gehinderte Ausdünstung, theils topischer Krampf in der Stelle des Ausschlags oder Geschwürs, der eine fortdauernde fehlerhafte Sekretion unterhält. — Alle diese Ursachen können topische Reizmittel der Haut heben, und sie haben noch überdies den Vortheil, durch ein neues pathologisches Secretionsorgan der Natur einen neuen Ausweg zur Ausleerung der Schärfen zu eröffnen. — Oft bleibt ein solcher Ausschlag, troz

der besten innerlichen Mittel und Hebung der Ursachen; er ist nun bloße topische Hautkrankheit worden, und wird vergebens durch innere Mittel bekämpft; hier braucht man nur künstliche Geschwüre und Bäder anzuwenden, und das Uebel ist bald gehoben Hier lege man sie dem Sitz des Uebels zunächst, und am besten Fontanelle, denn Mezereum reizt hier zu heftig die Haut im Ganzen, und lockt zu viel Schärfen hin.

XXVI. Bäder.

Wie ungemein nützlich das Baden an sich in dieser Krankheit ist, ist schon oben bei der diätetischen Kur gezeigt worden. Aber noch weit nützlicher werden Bäder, wenn man sie als Vehikel benuzt, um Arznei-Kräfte dem Körper beizubringen, welches theils durch die so starke Resorption der Haut, theils durch das wichtige Nervengefühl und den allgemeinen Consensus derselben möglich wird. Von dieser Seite sollten die Bäder mehr betrachtet und benuzt werden. Sie sind mir eben so gut Medicina per cutem, als die Viszeralklystire Medicina per intestinum crassum. —

Die Vorzüge dieser Anwendungsart in der Skrofelkrankheit sind folgende;

1. Man schont hier ebenfalls und noch mehr den Magen und die Verdauung, wenn man manche Mittel auf diesem Wege nehmen läßt.

2. Man vermeidet die Collision mit Unreinigkeiten

der ersten Wege, wie auch die Idiosyncrasie, die der Magen gegen manche Mittel hat, z. E. Cicuta macht zuweilen immer Brechen beim innerlichen Gebrauch, beim äußerlichen nicht.

Ja selbst die Vergiftungszufälle der giftigen Eigenschaften eines Mittels sind oft nur Wirkungen der Lokalität und Idiosynkrasie des Magens. Man bringe sie in ein anderes System, und sie wirken nicht mehr als Gift, z. B. der Sublimat, der im Magen schon zu 1, 2 Gran als Gift wirkt, kann in die Haut zu 8, 12 Gran täglich Monate lang eingebracht werden, ohne alle schädliche Wirkung.

3. Man vermeidet die Veränderungen, die diese Mittel sehr oft durch den Magen und die Digestionskraft erleiden; sie kommen in weit größerer Integrität ins lymphatische System.

4. Man wirkt hier weit unmittelbarer in das allgemeine lymphatische System, den Hauptsitz der Krankheit. — Daß dieser Unterschied nicht gleichgültig sey, sieht man bei andern Krankheiten. Man kann z. E. gegen hartnäckige Zufälle der venerischen Krankheit alle Mercurialmittel innerlich verschwendet haben, ohne sie zu heilen, und nun läßt man die Cirillosche Sublimatsalbe in die Fußsohlen einreiben, und die Zufälle verlieren sich oft in sehr kurzer Zeit. — Eben so ist es bei den Skrofeln. Die nämlichen Mittel, die man innerlich ohne Nutzen braucht, sind oft äußerlich angewendet bald und auffallend wirksam. — Auch ist

hier zu bemerken, daß man sie in weit größerer Menge anwenden kann, als innerlich.

5. Bei äußerlichen Zufällen ist nun vollends dieser Gebrauch ganz unentbehrlich, als die kräftigste Methode, durch die Mittel topisch die fehlerhafte Secretion zu verbessern, krampfigte Verschließung der Haut und der Drüsen zu heben, und so die hartnäckigsten Hautausschläge, Verhärtungen, Geschwüre zu heben.

6. Die Nervenwirkung der Mittel ist hier weit sanfter und gleichförmiger auf alle Systeme verbreitet, als bei dem innerlichen Gebrauch und weniger reizend; besonders bei sehr reizbaren Subjekten oder Zustand, weil das laue Bad an sich schon ein reizmilderndes Mittel ist.

Aber um diese Zwecke zu erreichen, müssen die Bäder lau genommen und lange, wenigstens eine halbe bis ganze Stunde, gebraucht werden.

Nun die vorzüglichsten Arten der Bäder, die ich in Skrofeln als nützlich empfehlen kann:

1. Malzbäder.

Sie sind nicht genug zu rühmen. Nicht allein als treffliches stärkendes Mittel, sondern als nährendes und eine rein verbesserte Lymphe erzeugendes Mittel, wirken sie, und passen also vorzüglich bei großer Schwäche, Darrsucht, Vertrocknung, viscider und skorbutischer Beschaffenheit der Säfte, und Drüsenverstopfungen. — Man kann sie sehr gut sowohl mit Cicuta als mit China verbinden.

2. Seifenbäder.

Auch diese wirken durch ihre auflösende, gelind-reizende, Secretiones befördernde Kraft sehr schön, und sind nach eben den Indicationen, wie die Cicutabäder, anzuwenden, auch sehr nützlich damit zu verbinden.

Man nimmt 4 bis 6 Unzen Seife zu einem Bade.

3. Cicutabäder.

Ein großes und herrliches Mittel! Es hat mir einigemal die größten Dienste gethan, wo andre Mittel mich schon verlassen hatten, und oft die Wirkung der innern Mittel ausnehmend unterstüzt. Ich brauchte sie zuerst auf Hofmanns Empfehlung, und ich muß gestehen, daß ich wünschte, etwas zur allgemeinen Anwendung derselben beitragen zu können. Gewöhnlich ließ ich sie so bereiten: 4 bis 6 Hand voll, wo möglich frischen (dessen Kraft unendlich stärker ist, als die des getrockneten) Schierling, bei Kindern (bei Erwachsenen kann man 8 bis 12 Hand voll nehmen), werden mit etwas Krausemünze und Kamillen, und 6 bis 8 Pfund Weizenkleien in ein leinenes Säckchen gebunden, und mit hinlänglichem Wasser und öfterem Auspressen einige Minuten lang gekocht, sodann dies zu dem Badwasser gegossen, und das Säckchen mit hineingelegt, welches denn im Bade sehr vortheilhaft auf die Lokalübel aufgelegt werden kann. Der Kranke bleibt anfangs $\frac{1}{4}$ Stunde im Bade; und um sich vor den aufsteigenden Dünsten zu schützen, wird ein Tuch darüber gebreitet, auch wohl ein Tuch mit Essig oft vor die Nase gehalten.

Wenn diese Bäder täglich gebraucht, und einige Wochen fortgesezt werden, so thun sie die außerordentlichsten Wirkungen. Sie schmelzen hartnäckige Drüsengeschwülste, beschleunigen die Kur der Atrophie, reinigen die Haut von Ausschlägen, bringen die Geschwüre zur Heilung, und man vermeidet dadurch, besonders bei schwächlichen Kindern, die angreifenden narcotischen Wirkungen des innerlichen Gebrauchs, ohnerachtet man das Mittel hier in weit stärkern Dosen anwendet. — Ich habe sogar einmal die Art von lymphatischen harten Geschwülsten, die sich an den Knochen ansezt, und unter die hartnäckigsten gehört, durch ihren Gebrauch gehoben. Sind die Subjecte sehr schlaff, oder schon viel Resolventia gebraucht worden, so ist die Verbindung der Cicuta mit China zum Baden trefflich.

4. Bäder von China, Cort. Salicis, Rad. Calam. arom. und andern aromatisch adstringirenden Kräutern.

So groß die Wirkung dieser Mittel innerlich ist, eben so groß und oft noch vortrefflicher ist sie im äußerlichen Gebrauch, und ich rechne sie unter die Hauptmittel zur Radikalkur der Skrofeln, wenn man hinlänglich damit fortfährt. — Sie reizen weit weniger als der innere Gebrauch, und wirken weit gleichförmiger auf alle Systeme.

Gewöhnlich fing ich mit Cicutabädern an, verband diese sodann mit China, und endigte mit blossen China- oder Eisenbädern.

Man läßt entweder 3 Unzen China, oder, welches fast eben so wirksam ist, 4 bis 5 Unzen Cort. Salic. und noch, um es recht kräftig zu machen, Flor. Lavendul. Chamomill. rom. — Herb. Menth. crisp. Thymi, Salviä, Scordii mit dem Badewasser abkochen. — Ist skrofulöse Caries oder Spina ventosa da, so ist ein Zusatz von Rad. Calam. aromat. und Herb. Sabin. vortrefflich, welche leztere Mittel auch zu topischen Bädern bei dergleichen Uebeln benuzt werden können.

Diese stärkenden Bäder können den schwächlichsten, Lebensarmen, atrophischen, skrofulösen Kindern in kurzer Zeit zu einem Grad von Munterkeit und Kraft verhelfen, worüber man erstaunt. — Selbst anfangende colliquative und hektische Zufälle verlieren sich oft dabei.

5. Eisenbäder.

Vortrefflich sind sie, um die Kraft der Chinabäder noch zu übertreffen; nur nicht bei sehr gereiztem oder gar inflammatorischem Zustand, sondern nach den, bei dem Eisen angegebenen Regeln.

Ich bediene mich dazu entweder der Eisenkugeln oder des Eisenvitriols (etwa 2 Quent auf ein Bad) und ich bin überzeugt, daß sie unter die besten Mittel gehören, um die Radicalkur zu vollenden.

6. Bäder von Kalch und Schwefel.

Die Kräfte des Kalchwassers gegen Skrofeln und des Schwefels zur Auflösung der hartnäckigsten Stockungen sind bekannt genug. — Ich schätze also die Verbindung beider zu Bädern sehr hoch, und lasse gewöhnlich 1 Pfund (bei Kindern nur $\frac{3}{4}$) ungelöschten Kalch und eben so viel gelben Schwefel, gröblich gepülvert, mit 20 Pfund Wasser einmal aufkochen, sodann 12 Stunden lang zusammenstehn, worauf das Lixivium von dem Pulver abgegossen, und zu dem Badewasser gemischt wird. — Das Sediment wird aufgehoben, und kann noch viermal auf die nämliche Art, durch Zugießung und Abkochung mit Wasser benuzt werden, und zu 4 Bädern dienen.

Diese Bäder gehören gewiß zu den größten Mitteln unserer Kunst. Ich habe sie bei den hartnäckigsten Gichtkrankheiten, hämorrhoidalischen Krämpfen und Anomalien (wo der Schwefel äußerlich oft noch wirksamer ist als innerlich), bei den hartnäkkigsten Krätzausschlägen und Geschwüren trefflich gefunden, und so verdienen sie auch in der Skrofelkrankheit eine rühmliche Stelle, als Mittel gegen einige der hartnäckigsten Symptomen derselben, z. E. bei langwierigen Drüsenverhärtungen, Verdickungen des Zellgewebes, Gelenkgeschwülsten und Ausschlägen.

Doch darf hiezu das Subject nicht zu reizbar, nicht vollblütig, nicht fieberhaft, auch nicht skorbutisch, seyn.

7. Das Seebad — das Soolbad.

Ich halte das Seebad für eins der trefflichsten Mittel in dieser Krankheit, und unzählige Erfarungen, die theils in England, theils in Deutschland, in Doberan und andern Punkten unserer Küste gemacht wurden, sprechen dafür. Man lese darüber Herrn Vogels Schrift über das Seebad. Nicht blos der reiche Gehalt an Kochsalz und salzsaurem Kalch, sondern auch die eigne belebende Kraft des Wellenschlags und des innern Lebens der See geben ihm diese große Wirksamkeit. Auf ähnliche Weise wirken auch die künstlichen Kochsalzbäder, die Soolbäder, und leztere besonders, wenn sie mit geistigen Bestandtheilen verbunden sind, wie z. B. in Pyrmont, wo ich selbst gesehen habe, daß in wenig Wochen die bedeutendsten Skrofeldrüsen verschwanden.

8. Kalte Bäder.

Sie gehören ganz zu der Klasse der medizinischen Bäder, und sind ganz andre Mittel als die diätetischen lauen. — Ihre Wirkung ist nemlich gewaltsam, Reiz, Erschütterung, Konstriction. Sie schicken sich also nie, wo noch ein sehr gereizter oder inflammatorischer Zustand ist, bei großem Vorrath von Viszidität und scharfen Materien, Verstopfungen und Verhärtungen, auch nicht bei Lungenkrankheiten. — Aber herrlich sind sie bei einem sehr hohen Grad der Atonie und des Torpors, und um die Radikalkur zu vollenden, und die Rezidive der Krankheit zu verhüten. — Ganz vorzüglich passend und hülfreich sind sie bei der rhachitischen Form, wo sie oft die ganze Kur machen können. Am schönsten kaltes Wasser mit reizenden Bestandtheilen, z. B. Salz, wie das See- und Soolbad.

Auch die Sandbäder, das heißt das Einscharren der Kinder in warmen Sand, dürfen nicht unerwähnt bleiben, da mir Beispiele bekannt sind, wo ihr Gebrauch bei der Englischen Krankheit von recht großem Nutzen war.

Topische Mittel
und
örtliche Behandlung der Symptomen.

Bei den vielfachen äußern Zufällen der Skrofelkrankheit bedarf sie auch der äußern Behandlung, aber es ist nie zu vergessen, daß das Hauptgesetz bleibt: Die allgemeine Kur, nicht die örtliche, ist die sicherste und wirksamste. — In den allermeisten Fällen ist die allgemeine Kur vollkommen hinreichend, um auch die örtlichen Zufälle vollkommen zu heben ohne alle örtliche Mittel, wie ich dies unzähligemal gesehen habe. Und dabei ist man sicher, daß die Uebel nicht wiederkehren, da hingegen bei der örtlichen Behandlung, wenn sie auch hilft, man doch immer fürchten muß, daß das Uebel entweder wiederkehrt, oder an einem andern Theile zum Vorschein kommt. Doch bedarf es zuweilen bei hartnäckigen Uebeln der Mitwirkung örtlicher Mittel, ja es giebt Fälle, wo das Uebel, auch nach gehobener allgemeiner Diathesis, als blos örtliches Uebel bleibt und örtliche Behandlung fordert. — Im allgemeinen können alle innern Skrofelmittel auch äußerlich angewendet werden.

I. Drüsenknoten, Verhärtungen, Geschwülste.

Nothwendig ist die Hauptkur die innerliche, und oft völlig zureichend. — Aber man muß sie zuweilen durch äußerliche Mittel unterstützen, von denen ich die wirksamsten angeben will.

Die erste Regel bei der Anwendung ist: So viel es möglich ist, suche man die Knoten und Geschwülste immer durch Zertheilung zu heben, nie durch Eiterung; denn erstens sind sie sehr schwer zur Eiterung zu bringen, und wenn sie auch aufbrechen, so erhält man nie einen gutartigen Absceß, sondern es entsteht ein langwieriges, unreines Skrofelgeschwür; und dann wird die Drüsenverhärtung fast nie dadurch geschmolzen, und man hat also gar keinen Vortheil von der Eiterung, dagegen desto größere Mühe, das Geschwür wieder zu heilen.

Wenn also auch ein Knoten anfängt, roth und schmerzhaft zu werden, so hüte man sich ja, ihn durch Auflegung warmer Umschläge zu maturiren. Es ist so schon Schlaffheit und Atonie die Hauptsache, und man würde diese nur noch dadurch vermehren. Sondern man suche auch alsdann noch durch mehr auflösende und zertheilende specifische

Mittel die Resorption zu befördern, und sie zu zertheilen, welches sehr oft noch möglich ist, denn die skrofulöse Entzündung ist immer sehr chronisch und passiv. Es entsteht nur langsam Eiter, und sie wird oft durch äußerlichen Gebrauch der reizenden und stärkenden Mittel, weit schneller gehoben, als durch die gewöhnlichen entzündungswidrigen oder erweichenden Mittel. — Hier sind Merkur, China, kaltes Wasser, Cicuta, Roborantia, oft die besten antiphlogistischen Mittel.

Diejenigen, die sich mir zur Schmelzung und Zertheilung skrofulöser Drüsenknoten, Geschwülste, lymphatischer Anhäufungen, Gelenkgeschwülste, selbst Gekrößdrüsenverhärtung, am wirksamsten gezeigt haben, sind folgende:

1. Flüchtige Salze in verschiedenen Verbindungen.

Schon das gewöhnliche Linimentum volatile (besonders wenn man statt einfachem Oel, Kampferöl und dazu den dritten Theil Spir. sal. ammon. c. Calc. viv. parat. nimmt) ist höchst wirksam, wenn es alle 2 Stunden in Verhärtungen eingerieben wird, und wenn man dabei die Stelle immer mit Flanell oder Wachstuch bedeckt.

Eine äußerst kräftige Salbe ist folgende, die ich am häufigsten brauche: R. Ungt. de Alth. Unc. unam. Fell. Taur. rec. Sapon. venet. ana Drachmas tres. Petrol. Drachm. duas. Sal. volat. C. C. Drachm. dimid. Camphor. Drachm. unam. M.

M. F. Ungtum S., alle 3 Stunden 1 Theelöffel einzureiben. Sie ist mir oft bei den hartnäckigsten Verhärtungen von ausgezeichnetem Nutzen gewesen, und nicht blos bei äußerlichen, sondern auch bei innern, z. E. des Unterleibes. So ist sie ein großes Hülfsmittel bei der Atrophie von Verhärtung der Gekrößdrüsen, wenn man sie oft in den Unterleib einreibt, auch bei Leberverhärtungen. — Eben so dient sie trefflich, den Abgang der Würmer, die so gewöhnlich dabei sind, zu befördern, besonders wenn man Ol. Tanacet. ½ Drachme hinzusezt.

2. Unguent. Digital. purpur.

Ein sehr wirksames Mittel von dem ausgepreßten Saft des Krauts bereitet, welches noch den Vorzug hat, daß es die Haut wenig reizt. Es ist stark auflösend.

3. Mercurialsalben.

Die gewöhnliche Mercurialsalbe ist schon sehr kräftig, aber noch wirksamer ist Ungt. de Digital. purp., ½ Unze mit Mercur. solub. Hahnemann. ½ Skrupel versezt.

4. Petroleum.

Ein großes zertheilendes und auflösendes Mittel, welches auch zugleich, in den Leib gerieben, Würmer abtreibt. — Am besten wird es in obiger Salbe angewendet.

5. Kampfer.

Wenn er recht stark gebraucht wird, thut er oft Wunder in Auflösung und Zertheilung der hartnäckigsten Stockungen. Am kräftigsten ist die Mischung: R. Camphor. Unc. j. Tere cum spir. sal. ammon. volat. Dr. jjj solut. adde Ol. Oliv. Unc. semis.

6. Opium, Cicuta, Belladonna, Hyoscyamus, in frischem Saft, frischen gequetschten Blättern, Umschlägen, Extracten, trocknen Pulvern *).

7. Gummi ammoniacum, Galbanum, Asa fötida, besonders in Squilla-Essig aufgelöset.

8. Rindsgalle sowohl frisch, als verdickt.

Ein großes Auflösungsmittel. Ich brauche es häufig, theils im obigen Unguent, theils nach Roncallis Vorschrift: Eine frische Rindsgalle wird mit 3 Eßlöffel Kochsalz und eben so viel Nußöl vermischt, und in die Sonne gestellt, womit dann die Verhärtungen täglich einigemal gesalbt werden.

9. Squilla.

Ist auch äußerlich ein großes Auflösungs- und Zertheilungsmittel. — Ich weiß, daß durch häufige

*) Die Einreibung des Safts von Gladiolus luteus in Skrofelgeschwülste, wird sehr empfohlen in Account of the disease's most incident to Children from the Birth till age of puberty. London 1783.

Umschläge mit Squilla-Essig Kopfwassersucht gehoben wurde.

Folgendes Unguent wurde mir von einem alten Praktiker als ein Geheimniß mitgetheilt, und ich kann es ebenfalls sehr empfehlen: R. Rad. Squill. rec. Coqu. c. Lixiv. caust. fortiori ad Mucaginem Cola. c. express. Add. pauxillum Mellis et Ungt. basilic. q. s. ut F. Unguent. spissum. Die hartnäckigsten Skrofeldrüsen und lymphatischen Geschwülste können dadurch ohne Eiterung gehoben werden.

10. Pflaster.

Schon die Bedeckung mit Pflaster an sich, als ein Mittel ein beständiges Dampfbad auf der Stelle der Haut zu unterhalten, und äußere Luft abzuhalten, ist ein großes Auflösungsmittel, und oft sind die Ingredienzen selbst ziemlich gleichgültig. Man weiß, was zuweilen ein einfaches Pech- oder Harzpflaster zu diesem Endzweck thun kann. — Ich glaube, man ist zu sehr von ihrem Gebrauch abgekommen, und ich kann versichern, daß ich dadurch oft Verhärtungen heilete, die den Salben nicht wichen. Am liebsten bediene ich mich beider in Verbindung; täglich einigemal Salben eingerieben, und dabei die Stelle immer mit Pflaster bedeckt. — Am wirksamsten habe ich folgendes gefunden: R. Empl. de Galb. croc. Cicut ana Unc. semis Camphor. Dr. j. Petrol. Drachm. jj. Sal. volat. C. C. Drachm. Semis. M., auf Leder aufzulegen. Mit

Nutzen kann auch Emplastr. mercur. oder Mercur. solub. hinzugefügt werden.

Nur vergesse man nie, daß der resinöse Reiz, der in allen Pflaster ist, und die Concentration der örtlichen Wärme und Ausdünstung unter demselben, leicht eine entzündliche Reizung der Haut erregen können, die sich dem Innern der Geschwulst mittheilen und Eiter erzeugen kann. Sobald man daher Röthung der Haut bemerkt, lasse man sie weg. Auch dient in dieser Absicht ein Zusatz von Empl. saturninum. *).

*) Ich darf nicht unterlassen hier anzumerken, daß auch der Engländer Hennig in einem neuen Werke über die Skrofeln die Anwendung der Harzpflaster als das beste Mittel rühmt, die Skrofelgeschwülste entweder zur Zertheilung oder zu einer gutartigen Eiterung zu bringen, und dies leztere für vortheilhaft hält, aber unter der Bedingung, daß man es zum völligen Absceß kommen lasse, diesen dann vorsichtig öffne, das Eiter ausleere, und dann durch Druck eine adhäsive Entzündung bewirke. — Was das erste betrifft, so bin ich darin ganz seiner Meinung, was aber das lezte, die Erzeugung eines Abscesses und die Oeffnung desselben betrifft, so hege ich darüber noch große Zweifel, da es selten in unserer Gewalt steht, wenn die Oeffnung einmal geschehen ist, die Ausartung in ein Skrofelgeschwür und alle seine langwierigen Folgen zu verhüten, und auch im besten Falle immer noch Härte zurückbleibt, also nichts gewonnen ist. — Doch müssen fernere Erfarungen entscheiden, und ich setze deshalb hier sein Verfahren ausführlich her. (S. Carmichael, Hennig und Goodlad über die Skrofelkrankheit. Aus dem Engl. von Choulant. Leipzig 1818.)

11. Salinische Mittel.

Vorzüglich Fomentationen von Salmiak, Spiritus Mindereri, Kochsalz, Alcali, salzsaurer Schwererde.

Sobald man in einem drüsigen Theile eine Anschwellung entdeckt hat, bedecke man dieselbe mit einem milden auf Seide oder auf dünnes Leder gestrichenen Klebpflaster, das groß genug ist, um über die Geschwulst hinaus zu reichen. Auf diese Art bleibt die Natur ganz ihrem eigenen Gange überlassen. Ist die Verstopfung in der Drüse nur gering (ein Zeichen, daß der absorbirte Stoff dem Körper nicht sehr schädlich ist), so wird die mäßige und gleichmäßig anhaltende Wärme des Pflasters den aufgesaugten Stoff in der Drüse so vorbereiten, daß er ohne Gefähr in die allgemeine Constitution übergehen kann, und die Drüse wird von selbst wieder durchgängig werden und zu ihrem natürlichen Zustande zurückkehren, wenn auch eine geringe Verdickung ihrer Häute, als Spur der adhäsiven Entzündung, zurückbleibt. Ist aber der aufgesaugte Stoff dem Körper sehr schädlich und also die Verstopfung der Drüse beträchtlich, so wird das Pflaster nicht nur die atmosphärische Luft abhalten und fernere Aufsaugung aus derselben verhüten, sondern auch durch seine Wärme den nothwendigen Reiz in der Geschwulst unterhalten.

Dieser entgegengesetzt verschiedene Charakter der Geschwulst läßt sich in wenig Tagen ausmitteln, und es wird daher in allen Fällen gut seyn, das Pflaster am dritten oder vierten Tage wegzunehmen. Ist die Geschwulst kleiner geworden, und ist Röthe und Empfindlichkeit derselben vorhanden, so lege man dasselbe Pflaster, wenn es noch hält, oder ein neues darauf, und kleine Gaben Kalomel des Abends mit gelinden Abführmitteln am folgenden Morgen werden das bereits begonnene Kleinerwerden der

12. Adstringirende Mittel.

Da bei Skrofelstockungen ursprünglich immer Schwäche zum Grunde liegt, so sind diese Mittel,

Drüse begünstigen. Hat aber die Geschwulst an Umfang und Höhe zugenommen, ist die Empfindlichkeit groß, und sind die Bedeckungen roth und hart, so muß die Eiterung befördert werden. Gleiche Theile Ungt. elemi comp. (Bals. Arcaei), Brod und abgekochte Milch werden in der Wärme zusammen gemischt und so heiß auf die Geschwulst gelegt, als es ohne Schmerz geschehen kann. Dieser Umschlag muß über die Gränzen der Geschwulst herausragen und in 24 Stunden zweimal erneuert werden. (In manchen Fällen habe ich eine Mischung aus gleichen Theilen venetischen Terpentin, abgeschäumten Honig und Eiweiß nebst einer zureichenden Menge Weizenmehl noch besser gefunden. Die Consistenz steht zwischen Pflaster und Salbe inne, und das Auflegen braucht daher nicht erneuert zu werden.) Die Geschwulst muß nun, wenigstens einen Tag um den andern, untersucht werden, und sobald die Eiterung so weit vorgeschritten ist, daß man Fluctation bemerkt, so wird der ganze hervorragende Theil der Geschwulst weich und elastisch seyn, die Basis derselben aber noch von adhäsiver Entzündung verhärtet. Auf die Erweichung und Vereiterung dieser Verhärtung hat man zu warten, es ist dies eine einfache Entzündung und hat nichts mit der skrofulösen Drüse gemein. Genau wo der weiche Theil der Geschwulst sich abgränzt und die Verhärtung anfängt, wird eine speerförmig zugespitzte, mit einer langen und schmalen Klinge versehene Lanzette so eingeführt, daß die Klingenfläche mit dem Horizonte parallel liegt, und so weit, bis die Spitze den Mittelpunkt des Abscesses erreicht hat. Die Lanzette wird nun herausgezogen, und, wenn die Menge des Eiters nicht über an-

auch örtlich angewendet, oft die schönsten Zerthei-
lungsmittel, und als wahre Resolventia zu betrach-

derthalb Eßlöffel beträgt, wird dasselbe ganz ausgeleert, und die Haut so nach allen Richtungen angedrückt, daß kein Eiter zurückbleibt. Die Ränder der gemachten Oeffnung werden nun mit großer Genauigkeit an einander gefügt und mit zwei sehr schmalen Streifen von sogenanntem englischen Pflaster bedeckt; über diese beiden Streifen werden wieder andere größere und breitere, in allen Richtungen gelegt, über diese eine graduirte leinene Compresse und dann ein Halstuch dreimal so fest um den Hals gebunden, als es der Kranke ertragen kann. Von der Dicke der Compresse hängt der Druck auf den Absceß und die Lockerheit an dem übrigen Halse ab. Nach zwei Tagen kann man mit dem Drucke nachlassen, doch ist es gut, wenn die Pflasterstreifen zwei oder drei Tage länger darauf bleiben. Machen sie aber Schmerz, indem sich ihre Ränder zusammenziehen, so benetzt man sie mit einem feuchten Schwamme.

Auf diese Weise verwachsen die innern Flächen des Abscesses, und es bleibt keine durch Granulation erst auszufüllende Höhle übrig; die äußere Oeffnung heilt ohne Eiterung und hinterläßt eine sehr kleine, bisweilen kaum bemerkbare Narbe. Das skrofulöse Gift ist nicht eingesogen und in die Säfte geführt, sondern auf einmal ausgeleert worden.

Beträgt aber die Menge des im Absceß enthaltenen Eiters mehr als anderthalb Eßlöffel voll, so muß die Oeffnung sogleich auf die angegebene Art mit Pflasterstreifchen verschlossen werden, sobald diese Menge ausgeleert ist. Compressen werden nicht angelegt, indeß ist es gut, um den Hals ein Tuch, oder an die Weiche die Kornährenbinde (spica inguinalis) zu legen und mäßig fest anzuziehen. Nach zwei Tagen nimmt man die Pflasterstreifchen ken, (wie schon oben gezeigt worden). Sie passen vorzüglich bei allgemeinen Anzeigen von Schlaffheit

mit einem feuchten Schwamme weg und leert die noch rückständige Materie aus, wenn diese nicht etwa noch mehr als anderthalb Eßlöffel beträgt. In diesem (seltenen) Falle muß man eine dritte Ausleerung vornehmen, jedesmal aber sorgfältig darauf sehen, daß die gemachte Oeffnung genau verschlossen wird, und daß keine Luft eindringen kann. Ist endlich der Absceß vollkommen entleert, so legt man die Compressen, wie schon erwähnt ist, auf die Pflasterstreifen. Gut ist es immer, die Compressen wenigstens alle zwei, ja wohl auch alle Tage zu wechseln, um den Druck gleichförmig zu erhalten; geschieht dies nicht, so giebt der Theil, dem es an Drucke gebricht, Anlaß zu neuer Entzündung und Eiterung.

Auch kann, wenn der Absceß theilweise entleert werden muß, ein sehr kleines Stückchen Schwamm zwischen die Ränder der Oeffnung gebracht werden, an welches ein Fädchen Seide geschlungen wird, wodurch der Schwamm nach Willkühr herausgezogen werden kann. Bei dieser Methode ist das Bleipflaster dem Englischen Pflaster vorzuziehen.

Verstopft sich die gemachte Oeffnung durch Coagula und Flocken, so müssen diese weder mit der Sonde zurückgestoßen, noch auch die Oeffnung erweitert werden, sondern man zieht die Flocken behutsam durch eine feine Staarpincette heraus.

Härte und Röthe, die Begleiter der adhäsiven Entzündung, werden, wenn man sie sich selbst überläßt, nach und nach verschwinden; zur Beruhigung des Kranken pflege ich folgende Salbe ein oder zweimal täglich in die verhärteten und mißfarbigen Stellen einreiben zu lassen: Rp. Camphorae c. spir. vin. tritae gr. vx, Calomel. drachm. j. Cerati plumbi Goulardi unc. j. — M.

und Unthätigkeit, und wenn schon viel erschlaffende Resolventia gebraucht worden sind.

Die besten sind Fomentationen mit China oder Weidenrinden-Decoct, Bleiwasser, weißen Vitriol, Alaun, Eisenwasser, Kälte. Durch alle diese äußer-

Wird das hier angegebene Verfahren früh genug angewendet, so wird auch die Eiterung gewiß nicht ausbleiben. Sind aber schon früher Mittel zur Zertheilung versucht worden, so ist es oft sehr schwer, Entzündung und Eiterung hervorzubringen. Sieht man bei dem Gebrauch der oben angegebenen Mittel binnen acht Tagen noch keine Zeichen der Eiterung, so ist es rathsam, das Empl. lytharg. compos. dick auf Leder gestrichen aufzulegen, oder folgende Mischung, die langsamer, aber schmerzloser wirkt, und die ich von Kirkland entlehne: Rp. Olei oliv. lib. j. Cerae flavae lib. jß. Thuris, Mastichis, Myrrhae ana unc. ijß. Minii unc. iij. Camphorae unc. ß. — M.

Nicht selten überrascht dann den Kranken nach einer oder zwei Wochen das Bersten des Abscesses und seine plötzliche Entleerung. Man hat dann nichts weiter zu thun, als das Pflaster wegzunehmen, die Oeffnung mit Schwamm oder mit Streifen von Englischem Pflaster zu schließen und den Absceß, wie bereits erwähnt, zu behandeln. Daß aber die Oeffnung des Abscesses durch den Wundarzt weit mehr zu wünschen ist, bin ich vorzüglich aus folgenden Gründen überzeugt: 1) der Zerstörungsprozeß geht dabei nie so weit, daß er die Bedeckungen angreift, 2) die durch ein scharfes Instrument gemachte Oeffnung ist weit mehr geneigt durch erste Vereinigung zu heilen, 3) die Wahl der Oeffnung und die Menge der auszuleerenden Materie bleibt dem Wundarzte überlassen, 4) das Eindringen der Luft kann verhütet werden.

lichen Mittel habe ich zuweilen beträchtliche Skrofelgeschwülste und Knoten vergehen sehen.

Noch kürzlich beobachtete ich einen solchen sehr merkwürdigen Fall, wo eine fürchterlich große skirrhöse Geschwulst der Parotis und Submaxillardrüsen, von skrofulöser Ursache, welche schon krebsartig war, unerträglich stinkende Gauche ausschwitzte, und gefährliche Verblutungen erregte, und wobei die wirksamsten Mittel vergebens gewesen waren, endlich durch eine saturirte Auflösung von Alaun mit Weinessig, äußerlich angewendet, gehoben wurde.

II. Der Kropf.

Hier giebts einige Specifica, denen er selten, wenn der Patient noch jung, und das Uebel nicht gar zu angeerbt ist, widersteht. Diese sind vorzüglich: gebrannter Schwamm, Eierschaalen, Aethiops mineralis, auch Baryta muriatica. — Folgende Methode ist mir oft gelungen:

Erst lasse ich ein Abführungsmittel nehmen, dann R. Spong. ust. Dr. sem. Conch. praep. Aeth. miner. ana Scrup. semis. Elaeosach. Anis. Scr. j. M. F. Pulvis. D. S. Früh und Abends eins; wo möglich trocken. — Am besten im abnehmenden Mond. Dabei alle 8 Tage ein Mercuriallaxans, beständig um den Hals Flanell, und denselben so wie den Hals früh und Abends mit Linim. volat. camphor. eingerieben. Zuweilen Hasenfett, welches vortrefflich auflößt. Mit diesen Mitteln habe ich binnen 14 Tagen oder 3 Wochen beträchtliche Kröpfe verschwinden sehen.

Sind es schwächliche, reizbare Subjecte, besonders die auf der Brust nicht sicher sind, so lasse ich lieber die oben angegebene Schwammlauge nehmen.

Spürt man aber in dieser Zeit keine Besserung vom gebrannten Schwamm, so nehme man die Auflösung der Baryta muriat. zu Hülfe; diese hat zuweilen geholfen, wo jene nichts that.

Auch kann man die Kropfkur sehr unterstützen, wenn man dabei Pillen von Kämpfscher Antimonialseife nehmen läßt.

III. Hautausschläge.

Die Kur ist blos die oben angegebene innerliche. Dabei kann man äußerlich mit vielem Nutzen Salz-, Seifen- oder Schwefelbäder anwenden. Auch Fontanellen sind bei langwierigen Ausschlägen sehr heilsam.

Bei sehr hartnäckigen Fällen habe ich äußerlich das Waschen mit Salzwasser oder Auflösung von Baryta mur. oder Tart. emet. trefflich gefunden. Auch das Einreiben der Werlhofschen Salbe von Mercur. präcip. alb. im Umfange.

IV. Augenentzündungen.

Die Hauptsache ist die innere und allgemeine Behandlung, durch die ich sie unzähligemal ganz allein gehoben habe. — Doch bei hartnäckigen Fällen ist das beste äußerliche Mittel die rothe Präcipitat-Salbe.

Gewiß ist für die skrophelichte Augenentzündung der Meibomschen Drüsen kein herrlicheres Mittel, als diese Salbe. — Aber ich habe gefunden, daß die gewöhnlichen Salben der Art nicht immer so schnell wirken, theils, weil sie zu sehr zusammengesetzt sind, theils, weil sie zu wenig Präcipitat enthalten. Daher bediene ich mich immer der folgenden mit dem besten Erfolg: Gleiche Theile recht fein gepülverter Mercur. präcip. rub., ungesalzne Butter und Wachs werden bei gelinder Wärme und öfterm Umrühren recht genau vermischt, und dann davon alle Abend nur einer Linse groß auf den innern Canthus des Augenliedes gestrichen, und früh das Auge mit warmer Milch ausgewaschen.

Zuweilen gesellt sich ein aktiv entzündlicher Zustand hinzu, und es sind Blutigel nöthig. — Bei der hier oft vorkommenden außerordentlichen Lichtscheue sind Fomentationen von Hyoscyamus-Decoct vortrefflich.

V. Aufgebrochene schwärende Drüsen, — skrofelichte Geschwüre.

Diese Wirkungen des Skrofelübels gehören zum Theil in die Chirurgie. — Doch will ich hier nochmals daran erinnern, daß, sobald man überzeugt ist, daß ein Geschwür skrofelicht ist, man sogleich das Hauptaugenmerk auf die innerliche Kur richten müsse. Ohne diese werden sonst die besten örtlichen Mittel nichts ausrichten. Hingegen bei einer guten innern Kur heilt oft das äußere Geschwür ganz allein, ohne alle Topica.

Dabei aber vermeide man ja alle fetten Salben und erschlaffenden Mittel, die diese Geschwüre äußerst unrein machen. Das beste bleiben Fomentationen von Cicuta- oder Chinadecoct und Sublimat, oder Aqua phagedaenica, Kalchwasser.

Nicht genug kann ich bei hartnäckigen Geschwüren dieser Art das Auflegen frisch gequetschter Blätter von Tussilago, Bardana, Brassica zur Heilung empfehlen. Ich habe ein skrofulöses krebshaftes Geschwür im Gesicht, was schon einen beträchtlichen Theil der Haut weggefressen hatte, und allen Mitteln widerstand, blos durch Auflegen von frisch gequetschten Blättern des weißen Kohls mit dem Saft, welches alle 3 Stunden erneuert wurde, heilen sehen.

Ja selbst der innere Gebrauch der frisch gepreßten Kräutersäfte thut hier oft Wunder. Ich habe einst bei einem sechsjährigen Kinde ein krebshaft-skrofulöses Geschwür im Halse gesehn, was schon das Zäpfchen zum Theil weggefressen hatte, wobei die bewährtesten Mittel ohne Nutzen gebraucht worden waren, und welches endlich allein durch den innern Gebrauch des frisch gepreßten Saftes von Tussilago, Bardana, Nasturt. aquat. und Chelidonium heilte.

VI. Knochenkrankheiten, Pädarthrocace, Caries.

Auch hier ist die Hauptsache, und oft völlig zur Heilung hinreichend, die innerliche Skrofelkur. Doch kann man sie durch Lokalmittel unterstützen, die besonders auf Knochen wirken, wozu ich Bäder, sowohl allgemeine, als örtliche, von Sabina, Calamus, Rubia Tinct. nicht genug empfehlen kann. Auch Umschläge von Cicutadecoct mit Sublimat oder Mercur. nitrosus.

VII. Atrophie.

Außer den oben genannten allgemeinen Mitteln sind hier als örtliche vorzüglich wirksam:

Klystiere von Seifenwasser, Kalchwasser, mit Taraxacum, China, Rub. Tinct., Cicuta, Tussilago. Dadurch kann man die Mittel unmittelbar an die Gekrößdrüsen bringen.

Aeußerliche Einreibungen und Pflaster auf den Unterleib. Man kann das Ungt. Alth. mit Seife, Fell. Tauri und flüchtigem Salz, ein Paar Tropfen Ol. Anis. oder Menth. cr. einreiben lassen, oder Ungt. Digital. mit neapolit. versetzt. — Empl. Cicut. und Galban. oder Cataplasmen von Cicuta, Digitalis, Chamomill., China. Besonders ist hier auch das beständige Tragen stärkender aromatischer Kräuterkissen und Gürtel um den Leib vortrefflich; z. B.

von China, Cort. Quercus, Menth. crisp., Majoran, Chamomillen und etwas Cariophyll. arom.

VIII. Die weiße Gelenkgeschwulst.

Ist sie skrofulös, so merke man folgendes: Man öffne sie nie, selbst wenn sich Fluctation zeigen sollte. Denn fast allemal ist der Erfolg traurig. Es kommt nur wenig Lymphe und Blut heraus, dafür entsteht nun ein bösartiges, tiefes Knochengeschwür, zuweilen mit unglaublich schnell sich bildenden schwammichten Productionen. Bald gesellt sich hectisches Fieber dazu, und wenn man nicht amputirt, so ist der Kranke verloren.

Man suche also alles durch innere und äußere Mittel zu bewirken. Innerlich die kräftigste Skrofelkur: Merkur, Antimonium, Digitalis, Cicuta, Guajac, Dulcamara, Cort. Mezerei. Aeußerlich: Schwefelbäder, Schierlingsbäder, Fontanellen nahe bei der Geschwulst. — Schierling, Belladonna, Digitalis frisch gequetscht, Ungt. Digital. mit Mercurial. und flüchtigen Salzen. Aeußerlicher Gebrauch des Schwefels; bei entzündlichem Zustand Blutigel.

Besonders empfehlenswerth ist Gummi ammon. in Acet. Squill. gekocht, bis zur Consistenz eines Pflasters, auf Leder gestrichen und um das ganze Knie gelegt. Es klebt fest, und man läßt es so lange liegen, bis es sich selbst ablöset. Ich habe ein solches Pflaster drei, vier Wochen lang fest liegen sehen, und als es abfiel, war das Knie geheilt. — Auch andere stark klebende Pflaster, besonders Rußpflaster. Ich habe Vesicatoria perpetua mit Nutzen angewendet. Auch Hanfwerg mit Colophonium-Pulver bestreut und oft mit Spir. Vin. angefeuchtet.

IX. Rhachitis.

Außer der oben angegebenen allgemein stärkenden Kur, als örtliche Mittel, besonders das Waschen der Extremitäten mit Branntwein, Ameisenspiritus, Bäder von China oder Eichenrinde, Calamus, Rubia. Tinct., Sabina, Eisenbäder.

Anhang.

I.

Ueber das Verwachsen und die Krümmung des Rückgrads, ihre Ursachen, und Heilung.

Diese Uebel sind so nahe mit der Skrofelkrankheit verwandt, und so oft ein Product derselben, daß ich es hier für den schicklichsten Ort halte, einige ganz einfache, blos aus Erfarung geschöpfte, Bemerkungen über ihre Entstehung, Heilung und noch mehr ihre Verhütung mitzutheilen. — Ich habe sehr oft Gelegenheit gehabt, die Entstehung derselben zu beobachten, und bin einigemal so glücklich gewesen, durch nachfolgende Mittel eine Heilung der schon ziemlich beträchtlichen Rückgradskrümmung zu bewirken.

Die Hauptsache beruht auch hier darauf, die Ursachen aufzusuchen, woraus dies traurige Uebel entsteht, und von denen manche noch sehr wenig erkannt und beherzigt sind, und die Hauptregel, die ich hier im voraus als Grundlage der ganzen Behandlung angeben kann, ist: Man suche die Ursachen der Verwachsung weit weniger in mechanischen und äußerlichen Verletzungen (wie gewöhnlich geschieht) als vielmehr in Schwäche des ganzen Körpers und in innern Fehlern, und man sehe also auch bei der Kur nicht sowohl auf äußere mechanische Hülfsmittel, als vielmehr auf innere Behandlung und allgemeine Stärkung. — Denn nicht die Kinder, die sich am meisten bewegen, und allen mechanischen Verletzungen am meisten ausgesetzt sind, nicht die Kinder der Bauern und Landleute, pflegen auszuwachsen, sondern die Kinder der Stadtbewohner und Vornehmen, welche am eingezogensten leben, und am sorgfältigsten abgewartet werden, aber durch diese eingezogene und städtische Erziehung einen geschwächten Zustand der Fasern, Knochenbänder und des ganzen Körpers bekommen.

Die vorzüglichsten Ursachen, die ich beobachtet habe, und die die Krümmung des Rückgrads hauptsächlich unter den Vornehmern und Stadtbewohnern so häufig machen, sind folgende:

I. Allgemeine Schwäche der Faser, oder besondere der Knochen und Knochenbänder.

Sie kann angeboren, oder auch durch die erste Erziehung acquirirt seyn. — Genug, alles, was zu warme, weichliche, erschlaffende und verzärtelnde Behandlung der Kinder heißt, disponirt sie auch schon zur Verwachsung und Krümmung des Rückgrads, denn die innere Kraft und Festigkeit der Bänder und Muskeln ist es eigentlich, was dem Körper die gerade Richtung giebt und ihn darinne erhält, und alles, was dieselbe schwächt, nimmt auch dem Körper diesen Vorzug.

II. Alles, was die Skrofelkrankheit oder Anlage erzeugen kann.

Also die oben im ersten Abschnitt angegebnen Ursachen, Unreinlichkeit, eingeschlossene Luft, schlechte Kost, u. s. w. — Gewiß die häufigste Quelle der Verwachsungen! Ein Kind, was skrofulös ist, hat auch schon den Keim zu diesem Uebel in sich, und kann durch geringe Veranlassungen, ja oft noch spät, davon befallen werden.

Die Skrofelkrankheit kann auf mehr als eine Art die Ursache der Verwachsung werden. — Entweder durch die Schwächung des allgemeinen Tons und der Knochenbänder überhaupt, die die Skrofelanlage schon mit sich führet; oder durch Fehler der Knochenerzeugung und Resorption (so gut wie durch Skrofelanlage Rhachitis, d. h. eine allgemeine fehlerhafte Bildung der Knochen, sowohl in der Materie als in der Form, entstehen kann, so kann auch in einzelnen Knochen und besonders des Rückgrads eine solche fehlerhafte Knochensubstanz und dadurch Deformität erzeugt werden); oder endlich durch Versetzungen der Skrofelschärfe auf Knochen und Knochenbänder, wodurch Reizung, Anschwellung, Stricturen und ungleiche Zusammenziehungen der Bänder, auch Extravasate bewirkt werden, welche, wenn sie das Rückgrad treffen, sehr leicht Ausweichungen und Krümmungen veranlassen können.

III. Vieles Sitzen, Stehen, und jede lange fortgesetzte einförmige Haltung des Körpers, in den Jahren der Kindheit.

Das Sitzen überhaupt, dieser winkliche Zustand des Körpers, ist eine unerkannte Quelle mancher Krankheiten der neuern Zeit, von denen die Alten nichts wußten, die mehr lagen als saßen. Vorzüglich aber ist das unvernünftige, und so sehr gegen die ersten Gesetze der Natur streitende, Zwingen der Kinder zum Sitzen eine der Hauptursachen des Verwachsens. Dabei werden die Rückenwirbel immer auf einander gedrückt, folglich ihre freie Ausdehnung gehindert, und leicht Stockung erzeugt. Dazu kommt, daß bei einem anhaltenden Sitzen (welches man immer als einen ziemlichen Grad von Tortur für ein Kind betrachten muß) es ganz unmöglich ist, eine gerade Richtung zu erhalten. Es wird also immer entweder sich vorwärts oder seitwärts ausbiegen, und dann ist nichts leichter, als daß nach und nach einige Wirbelbeine ausweichen, oder das ganze eine schiefe Richtung bekommt, die durch das starke Wachsthum in diesem Alter sehr bald Conformationsfehler wird. Auch cessirt bei dem Sitzen die Anstrengung der Rücken- und Lendenmuskeln, ein Hauptmittel, wodurch gerade Richtung des Rückgrads bewirkt wird. Außer dem Rückgrad bekommen durch das viele Sitzen auch die Hüften und das ganze

Becken (und dieses oft noch mehr wegen des dabei entstehenden Winkels) eine schiefe Richtung. Am allermeisten schadet das anhaltende Sitzen des Abends und in die Nacht hinein, und es sind mir ganze Familien bekannt, wo die Kinder fast alle schief wurden, blos weil sie zum Sitzen bis in die späte Nacht hineingezwungen wurden. Eben so auch das Sitzen beim Schreiben, wo die schiefe Richtung noch unvermeidlicher ist.

Aber auch anhaltendes Stehen kann nachtheilig werden, denn nicht lange kann ein Kind auf einer Stelle stehen, ohne die Last des Körpers bald mehr auf diese, bald auf jene Seite zu legen, und dadurch zur Schiefheit Gelegenheit geben.

IV. Mangel an freier und gleichförmiger Bewegung und Uebung des Körpers.

In der Kindheit wächst der Körper am stärksten, er dehnt sich in allen Punkten und Dimensionen aus; unaufhörlich soll die Masse der Kraft und der Materie in jedem Punkte vermehrt werden. Die Hauptsache, worauf bei diesem wichtigen Geschäft alles ankommt, ist, daß diese Entwicklung und Vermehrung der Kraft und Materie gleichförmig und vollkommen geschehe, und dies kann nur durch active Bewegung und mannichfaltige, immer wechselnde, Uebungen und Attitüden des Körpers geschehen, dadurch werden nicht allein die Säfte, sondern auch die Kräfte gleichförmig vertheilt. — Nur durch dieses freie und mannichfaltige Spiel der Organe, durch diese active und allgemeine Anstrengung, wird Harmonie des Ganzen und ein vollkommner und schöner Wuchs möglich. Und deswegen legte die Natur so weise diesen Trieb zur beständigen Bewegung in das Kind. — Aber was thun wir gewöhnlich? Wir unterdrücken mit Gewalt diesen wohlthätigen Trieb, arbeiten an Entwicklung der Seelenkräfte da, wo alles auf ungehinderte Entwicklung der körperlichen ankommt, und thun alles mögliche, um die Kinder aus diesem naturgemäßen activen Zustand in einen passiven zu versetzen, denn gar oft ist die Wohlgezogenheit eines solchen Kinds, die man häufig als Vorzug einer solchen Erziehung preißt, nichts anders als Liebe zum Sitzen und körperlicher Unthätigkeit, und also schon ein unnatürlicher passiver Zustand. Die Folgen davon sind unausbleiblich schlechte Ausbildung und Entwicklung, ungleiche Vertheilung der Kräfte und Säfte, mannichfaltige Fehler der Form, (von den Fehlern der Materie wollen wir hier gar nicht reden). Man gehe doch nur in manche Fabriken und Waisenhäuser, wo die Kinder frühzeitig von der Bewegung abgehalten, und zum Sitzen genöthigt werden, und man wird die Beweise davon hundertfältig dargestellt finden.

Aber auch Bewegung, wenn sie nicht gleichförmig, sondern einseitig ist, z. E. das Fechten, Sägen, Kegelschieben, Fortziehen einer Last u. s. w. in der Kindheit kann zum Schiefwerden Gelegenheit geben.

V. Fehler des Schlafens und beim Schlafen.

Man muß den Schlaf immer als den Zeitpunkt betrachten, wo ein Kind am meisten wächst, und wo das wichtige Geschäft seiner Entwicklung und fortdauernden Generation am stärksten betrieben wird. Es ist also ein höchstwichtiger Zeitpunkt, (gleichsam die ruhige Werkstätte der stillschaffenden Natur) und sollte bei der physischen Erziehung ein Hauptgegenstand seyn. Nicht allein der Schlaf selbst und seine Fehler, sondern auch alles, was in der Zeit auf den Menschen wirkt, ist von der äußersten Wichtigkeit. So z. B. eine ungesunde Luft, eine fehlerhafte Lage des Körpers sind in diesem Zeitpunkt am gefährlichsten, denn sie haften da am leichtesten, werden uns mehr eigen, und verwachsen gleichsam mit der Constitution.

Auf Krümmung des Rückgrads können folgende Fehler des Schlafens wirken:

1. Wenn Kinder zu spät zu Bett gehen.

Eine sehr verderbliche Gewohnheit. Abends fehlt es den Muskeln und Bändern an Kraft, das Rückgrad gerade zu halten. Hindert man da nun die Kinder am Niederlegen, so sitzen sie in krummen und verschobenen Stellungen, schlafen darinnen ein, und wachsen schief. — Sobald ein Kind müde und schläfrig wird, sollte es sich legen.

2. Wenn der Schlaf zu kurz ist.

Man thut sehr Unrecht, den Kindern die Schlafenszeit zu sehr abzukürzen, denn man nimmt der Natur die beste Zeit zu ihrer schaffenden und reproducirenden Wirksamkeit, und schon die Stimme der Natur gebietet es: je jünger der Mensch ist, desto mehr verlangt er Schlaf. — Mir ist es immer lieber, wenn ein Kind zu viel, als wenn es zu wenig schläft.

3. Wenn das Schlafen in einer sitzenden Richtung des Körpers geschieht.

Ein gewöhnlich ganz übersehener Fehler, für dem ich aber nicht genug warnen kann! Viele Eltern halten es für sehr nützlich, wenn die Kinder recht hoch mit Kopf und Brust liegen, und richten also das Bett völlig winkelicht ein. Aber wem das gerade Wachsthum seiner Kinder am Herzen liegt, der unterlasse ja diese verderbliche Gewohnheit! Denn hierdurch bleibt der Körper 8 bis 9 Stunden nach einander in einer unnatürlichen gekrümmten Stellung, und zwar in einer Zeit, wo der vorzüglichste Theil des Wachsthums geschieht; dies wird also dadurch gehindert, und sehr leicht nimmt der Wuchs selbst dieselbe Richtung. Ferner, anstatt daß beim Liegen die Rückenwirbel von einander entfernt werden, und ruhen, werden sie in der sitzenden Postur auf einander gedrückt, müssen die ganze Nacht hindurch die Last des Körpers tragen, ohne daß die Muskeln und Bänder die nöthige Kraft dazu haben, und die Folge ist, daß die Wirbelsäule auf diese oder jene Seite ausweicht und sich krümmt. — Ueberdies wird es auch dadurch zur Gewohnheit und Bedürfniß, so zu schlafen, welches in der Folge des Lebens auch eine Menge Nachtheile, besonders für den Unterleib, erzeugt. Ich könnte die angegebenen üblen Folgen für das Wachsthum durch mehrere Beispiele belegen, wenn es nöthig wäre.

Auch andre schiefe und gekrümmte Lagen während des Schlafs sind schädlich. Am besten, wenn ein Kind gerade ausgestreckt auf dem Rücken schläft, wozu die nachher anzugebende Schlafstätte am besten hilft.

4. Das Schlafen in Federbetten.

Auch dies ist eine unerkannte häufige Veranlassung des Verwachsens. Es disponirt auf folgende Art dazu: Einmal durch die Schwächung und Erschlaffung, die die zu große Wärme der Federbetten, und die daher rührenden Schweiße in den Bändern und Fasern hervorbringen. Zweitens durch die Nachgiebigkeit derselben. Man drückt sich beim Niederlegen ein, und kömmt in eine gekrümmte Lage, das Federbett nimmt dieselbe auch an, und so bleibt man oft die ganze Nacht hindurch mit gekrümmten Rücken in einer solchen selbst gedrückten Grube liegen. Ich weiß sehr häufige Beispiele, wo Kinder auf diese Weise alle Nächte die nemliche schiefe Lage annahmen.

VI. Fehler der Kleidung.

Enge, nicht passende Kleider, (besonders solche, die schon von andern getragen worden sind), feste

Binden, vor allen Dingen steife Schnürbrüste, die noch immer nicht ganz aus der Mode sind, und nun, da die Vornehmen sie weniger tragen, mehr unter den geringen Ständen sich zu verbreiten anfangen. — Es wäre zu wünschen, daß nun auch Volksschriftsteller von diesem Punkte sprächen.

VII. Zu vieles oder anhaltendes Fahren, mit sitzendem Körper, in stoßenden Wagen, oder auf holprigen Wegen.

Durch das anhaltende Fahren und Erschüttern werden die Rückgradsbänder geschwächt, das Kind sucht sich das Sitzen bequem zu machen, und sizt krumm, schläft auch wohl darüber ein. — Wird dieses lange oder anhaltend fortgesezt, so kann gar leicht der Grund zu einer Verwachsung gelegt werden. Ein Kind soll sich durch Gehen und Laufen, genug activ, bewegen, aber nicht viel, wenigstens nicht anhaltend fahren. Und ist vollends schon ein Anfang der Verwachsung bei Kindern und jungen Leuten da, so kann das anhaltende Fahren z. E. auf Reisen, das Uebel schnell zu einer außerordentlichen Höhe bringen, wovon ich Beispiele weiß.

VIII. Versetzungen von Krankheitsmaterien.

Weit häufiger ist dies die Ursache, als man gewöhnlich glaubt. Der erste Keim der Krümmung ist gar oft nichts anders als ein solcher Depot auf die Rückgradsbänder. Am häufigsten von skrofulöser

Materie, Ausschlags-, Blatter- und Masernschärfe, Kopfgrind, rheumatischer Materie und Fiebermetastasen. Nach allen solchen Krankheiten muß man also sehr aufmerksam seyn, und man sieht leicht ein, daß dann innere Mittel nöthiger sind, als äußere.

IX. Alle Arten von Krankheiten, die langes Liegen, besonders in einer gezwungenen Stellung, veranlassen.

So können Knochenbrüche, seitenstechende Fieber und andre schmerzhafte Krankheiten zu Verwachsungen Gelegenheit geben, und ich bitte darauf besonders aufmerksam zu seyn. Der Zeitpunkt solcher Krankheiten ist sehr oft der erste Grund des Uebels, und zwar aus mehr als einer Ursache: Einmal weil dieselben schwächen, und alle Schwäche dazu disponirt, ferner weil man hierbei oft mehrere Wochen lang in einer unnatürlichen Stellung zubringt, die der Körper um so leichter in seine Form aufnimmt, weil man in Fiebern oft außerordentlich wächst, und endlich weil auch zuweilen Metastasen bleiben, die einen neuen Grund der Verwachsung hervorbringen. Man verdoppele also in dem Zeitpunkt der Reconvalescenz seine Aufmerksamkeit. Schon oft sahe ich die geradesten Kinder da schief werden.

X. Schnelles Wachsthum.

Die Perioden der beschleunigten Entwicklung, das schnelle Wachsthum sind sehr gefährlich für dieses Uebel. Es sind die Zeitpunkte der Schwächung, wo die Bänder am leichtesten nachgeben, und zugleich einer Revolution im Lymphsystem, wo die Thätigkeit desselben vermehrt, und der Antrieb der nährenden Lymphe verstärkt ist, und wo also am leichtesten Irrungen ihres Laufs, Stockungen, Extravasate und Versetzungen möglich werden. — Auch lehrt die Erfarung, daß oft erst im sechsten oder siebenten Jahre, oder erst in der Periode der Mannbarkeit, genug wenn das Wachsthum einen verstärkten Anstoß bekommt, die ersten Spuren der Verwachsung sichtbar werden.

XI. Mechanische Verletzungen, Stöße, Fälle, Erschütterungen, Ausdehnungen.

Sie können allerdings Ursachen werden, aber gewiß ists, daß sie weit öfterer nur als Gelegenheitsursachen wirken, wo schon Schwäche, als die Prädisposition da ist. — Denn in einem festen robusten Körper werden sie nur selten Deformität hervorbringen.

Aus diesen wichtigsten Ursachen der Verwachsung lassen sich nun sehr leicht die Mittel ableiten, wodurch dies Uebel bei Kindern zu verhüten ist. Es ist ein wesentliches Stück der physischen Erziehung, und ich kann versichern, daß, wo man sie gehörig befolgte, ich nie Verwachsung habe entstehen sehen. Die ganze Kunst besteht in folgendem:

1. Man wasche die Kinder von Anfang an täglich kalt über den ganzen Leib, besonders den Rück-

grad, und bade sie wöchentlich ein bis zweimal in lauem Wasser. — Dies bewirkt am besten gleichförmige Entwicklung des Körpers und schönen Wuchs, verhütet Irregularitäten und Deformitäten, und zertheilt selbst anfangende Stockungen. — Bei schwächlichen Kindern oder bei dem ersten Anfang einer Krümmung wasche man den Rückgrad täglich mit Branntwein.

2. Man gebe ihnen gesunde Nahrung und immer reine und freie Luft, — das beste Stärkungsmittel.

3. Man lasse den Körper activ, aber gleichförmig und ungezwungen, bewegen, und nie anhaltend sitzen oder stehen; — also gehen, laufen, tanzen, und andre gymnastische Uebungen (unter gehöriger Aufsicht angestellt). Dadurch erhält man am besten gleichförmig verbreitete Kraft, harmonische Entwicklung, festen Ton der Faser, und es ist unstreitig eines der wichtigsten Präservatifmittel. — Am meisten stärkt es, wenn die Bewegungen in freier Luft gemacht werden.

4. Man lasse die Kinder auf Matratzen von Pferdehaaren, Spreu, Moos oder dergleichen, und nicht auf Federn schlafen. — Dadurch vermeidet man die oben angegebenen Nachtheile der Federbetten, und hat den doppelten Vortheil, einmal daß der Körper während des Schlafs eine gerade Richtung annimmt, welches bei Federbetten nie so möglich ist, und dann, daß er durch das elastische, festere und kühlere Lager weit mehr gestärkt wird.

Man muß beides selbst versucht haben, um den Unterschied zu empfinden. Schläft man in Federn, so ist man früh müde, schlaff und schwer, man kann nicht aus dem Bett, man muß sich erst eine Zeitlang in Gang setzen, um munter und regsam zu werden. Schläft man hingegen auf Matratzen, so fühlt man früh ganz die Erquickung und Leichtigkeit, die ein gesunder Schlaf geben muß, und hat man nicht erst das Phlegma des Bettes von sich abzuschütteln. — Ich halte dies also für ein Hauptstück der Präservatifkur.

5. Man sey aufmerksam auf alle üble Gewohnheiten, in Absicht des Tragens und Richtens des Körpers, besonders im Sitzen, Stehen und Liegen, und dringe immer auf gerade Haltung.

6. Man sey aufmerksam auf jeden kleinen Anfang des Uebels, und untersuche die Kinder oft nakkend. Dies ist am nöthigsten bei schnellem Wachsthum und nach Krankheiten.

7. Man entferne alle oben genannten Ursachen, Fehler der Kleidung, des Schlafens u. s. w.

Ist nun aber das Uebel schon wirklich entstanden, so kann ich folgende Mittel aus mehrmaliger Erfarung empfehlen:

I. Alle die eben angegebnen Diät- und Präservatifmittel.

Aufmerksamkeit auf die Haltung des Körpers, viel active Bewegung, wenig Sitzen und Stehen, Schlafen auf Matratzen u. s. w.

II. Tägliches kalt Waschen und Bäder.

Dadurch habe ich das schon entstandene Uebel wieder heben können. — Anfangs und wo man Stokkungen oder Versetzungen vermuthen kann, dienen laue Bäder, schon von bloßem Wasser, oder mit Seife und aromatischen Kräutern gekocht. Ist viel Schwäche und Schlaffheit da, so wähle man Bäder mit Malz, oder Weidenrinde, oder Calmus oder China abgekocht; auch Wasser mit dem vierten Theil Brandtweinspülig (dem Ueberrest vom Brandtweinabziehen, den man in den Brandtweinbrennereien leicht haben kann) vermischt, welches ausnehmend die Knochen und Knochenbänder stärkt. — In der Folge künstliche oder natürliche Eisenbäder und kalte Bäder.

III. Innere Mittel, je nachdem es die Ursache erfodert.

Ist das Uebel skrofulös oder rhachitisch, so sind die antiskrofulösen Mittel nöthig; ist es von Schwäche und Schlaffheit, dann tonische und roborirende. Sind es andere Metastasen, so müssen sie dem verschiedenen Karakter der Ursache angemessen seyn, z. E. Asa foetida, Cicuta, Antimonium, Merkur, Schwefelbäder u. s. f.

IV. Aeußere topische Mittel auf das Rückgrad.

Zertheilende und auflösende Mittel auf die Stelle der Geschwulst oder Stockung, oder des Extravasatz, wenn sich eins zeigt. Vorzüglich anhaltende Bedeckung derselben mit Pflaster. Hierzu ist schon ein gewöhnliches Pech- oder Mastixpflaster sehr schätzbar, wenn es mehrere Monate lang auf der Stelle getragen wird; oder auch Emplastr. saponat. Barbett. mit Empl. Cicut. oder Mercur., oder Petrol. versetzt. — Bei Metastasen oder anfangenden Krümmungen des Rückgrads, ist kein Mittel wirksamer als künstliche Geschwüre auf beiden Seiten der Krümmung angelegt, lange und tief unterhalten. Daher Fontanellen besser als oberflächliche Hautgeschwüre, und im hartnäckigsten Falle selbst die Moxa.

Ausserdem, da immer mehr oder weniger Schwäche des Rückgrads da ist, dienen stärkende und excitirende Mittel, auf den ganzen Rückgrad applizirt. Schon das öftere Waschen desselben mit kaltem Wasser ist dazu trefflich. Oder Waschen mit Wein, Spiritus Vini, Spirit. saponat. mit Essent. Galban. und Spir. sal. amm. vol., Spir. Formicar. Ferner das Waschen mit China oder Weidenrinden-Decoct, auch mit Eisenwasser. — Ich kann dazu, so wie bei allen topischen Schwächungen, ausnehmend empfehlen eine Auflösung von 1 Drachme Eisenvitriol in 2 Pfund Wasser, oder Alaunauflösung.

V. Das Aufhängen mit den Armen an einem Strick oder einer Schlinge — das gerade ausgestreckt Liegen.

Ein sehr heilsames Mittel! Durch nichts kann man das Rückgrad so gerade richten als durch die eigne Schwere des Körpers, indem zugleich eben dadurch die Wirbelbeine etwas von einander entfernt, und auch die Rückenmuskeln zu einer activen Mitwirkung angestrengt werden. — Es kann mehrmals den Tag wiederholet werden, und immer so lange als man es aushalten kann, wozu es sehr hilft, wenn man die Schlinge weich auspolstern läßt.

Auch das täglich einigemal wiederholte und Stunden lang fortgesetzte, gerade ausgestreckt Liegen auf einem Bret oder Kasten, ist von Nutzen.

VI. Mechanische Mittel.

Man sey sehr vorsichtig mit der Anwendung solcher Mittel, die blos durch mechanischen Druck, durch einen passiven Zustand des Körpers, die Richtung desselben verbessern sollen. Denn weit leichter bringt ein solcher Zwang eine üble und unnatürliche Haltung des Körpers als eine natürliche hervor, besonders wo schon Schwäche oder Verschiebung da ist. Ueberdies können dadurch edle Theile Schaden leiden und fehlerhaft gebildet werden, wodurch oft Nachtheile entstehen, die jenen Vortheil weit überwiegen. Also die sonst gewöhnlichen Panzer und Schienen sind durchaus zu mißbilligen.

Jedoch darf man auch nicht alle mechanischen Hülfen verwerfen, wenn sie mit gehöriger Vorsicht angewendet werden. Sie können doppelten Nutzen haben: Einmal, indem sie dem Körper eine beständige Erinnerung geben, sich gerade zu halten. Gewiß oft der wichtigste Theil ihres Nutzens! Und zweitens, indem sie den geschwächten Rückenmuskeln und Bändern eine Unterstützung verschaffen. — Dazu ist aber schon ein gewöhnliches Corset hinreichend, was im Rücken und unter den Achseln mit Fischbein ausgesteift ist, und die Brust frei läßt. — In schlimmern Fällen sind Jörgs Maschinen gewiß die zweckmäßigsten.

Ueberhaupt aber ist in Absicht aller mechanischen Hülfen des Körpers folgende Bemerkung nicht genug zu empfehlen: Man richtet weit weniger durch gewaltsame und schnellwirkende mechanische Hülfsmittel aus, als durch sanfte, aber anhaltend fortwirkende, denen sich gleichsam nach und nach die Form des Körpers anschmiegt. So z. B. wird man die krummen Beine der kleinen Kinder durch alle Schrauben und Schienen nicht so gut gerade bringen, als durch die Methode, die Beine öfters des Tags mit einer fest darum geschlossenen Hand von oben nach unten gerade zu streichen. Ich weiß nun einige Fälle, wo sorgsame und beharrliche Mütter blos durch diese einfache Hülfe nach einem viertel oder halben Jahre die krummen Beine ihrer Kinder weggebracht haben. — Eben so kann bei Krümmungen des Rückgrads ein solches fortgesetztes Reiben und Streichen desselben in seiner ganzen Länge von dem größten Nutzen seyn.

Aber leider halten es die Menschen gewöhnlich lieber mit heftig und schnell wirkenden Mitteln, als mit diesen sanften und unmerklich wirkenden. Sie sind zwar dem Gange der Natur ungleich mehr angemessen, aber sie fordern Geduld und Beharrlichkeit, die den meisten Menschen fehlt.

II.

Hydatiden im Gehirn von skrofulöser Ursache.

Ich habe nun zweimal Hydatiden im Gehirn beobachtet, die offenbar von skrofulöser Ursache herrührten, und beide plötzlichen Tod verursachten. — Beides waren Kinder, die an den deutlichsten Skrofelsymptomen litten, in beiden Fällen war zugleich Wassersucht der Gehirnhölen da.

Die Fälle sind folgende:

Ein Mädchen von 3 Jahren, von einem geschwächten Vater gezeugt, hatte immer eine ganz gute Gesundheit genossen. Ihr Körper war gut genährt und wohl gewachsen, sie hatte gut laufen gelernt, und zeigte gute Muskularkräfte. Aber ihr ganzes Aeußeres war etwas schwammicht und aufgedunsen, ihre Gesichtsfarbe sehr weiß mit gleichsam gemahlter Röthe, sie war äußerst lebhaften frühreifen Geistes, sprach sehr viel, der Leib war immer zu stark, die Halsdrüsen immer etwas angelaufen, ein bald stockender, bald fließender Schnupfen verließ sie fast nie, und die Oberlippe war immer geschwollen und sehr häufig aufgesprungen und mit Grind bedeckt. — Dies waren Beweise genug von Skrofelanlage und schon wirklicher Skrofelkrankheit.

Der gewöhnliche Schnupfen blieb plötzlich aus. Zugleich bemerkte man, daß ihr Schlaf unruhig wurde, und daß sie oft in demselben hell aufschrie. Vierzehn Tage darauf bekam sie ein leichtes Fieber, Mangel an Appetit, Müdigkeit, Schläfrigkeit. Das Fieber hatte keinen bestimmten Karakter, die Zunge war ziemlich rein, es war kein Husten, keine Beschwerde des Athmens, nichts katarrhalisches, keine Uebelkeit oder Erbrechen bemerkbar. Am Tage war das Fieber unmerklich, Abends nahm es allemal zu. Sie bekam eine Mischung von Tartarus tartarisatus, Manna, Vinum Antimonii, etwas Nitrum und Wasser in getheilten Gaben. Dies bewirkte einige flüssige Stühle, und nach und nach solche Besserung des Fiebers, daß sie den ganzen Tag herumlief, und sich nicht im Zimmer halten lassen wollte. Den vierten Tag klagte sie über eine Spannung in der Herzgrube, Gefühl von Vollheit im Leibe, die Zunge war mehr belegt, der Appetit wollte nicht kommen. Ich gab ihr also den fünften Tag früh eine Auflösung des Brechweinsteins. Schon auf den zweiten Löffel brach sie grünspanfarbige Flüssigkeit, welches viermal wiederholete. Gleich darauf schlummerte sie ein, wachte nach einigen Stunden auf, verlangte zu essen, und genoß Suppe und Aepfel-Kompott mit sehr gutem Appetit. Der Puls war ganz ruhig, den ganzen Nachmittag befand sie sich wohl, nur daß sie keine Oeffnung hatte. Abends schlief sie ein. Nach einer Stunde Schlaf fing sie an sich herum zu werfen, ängstlich zu werden, die Bettdecke von sich zu stoßen. Gegen Mitternacht entstand Würgen und zugleich allgemeine Zuckungen. Ich fand sie um 12 Uhr ganz sinnlos, in den fürchterlichsten Convulsionen, das Auge starr, die Zähne festgeschlossen, Schaum vor dem Munde, den Kopf sehr heiß, und die Respiration erstickend. — Es wurden krampfstillende und reitzende Klystire gegeben, sie wirkten nicht; es wurden Einreibungen von Kampferöl mit Liquor CC. succin. und Laudan. liquid. vermischt, in den Unterleib und Rückgrad gemacht, krampfstillende Umschläge auf den Leib, Senfpflaster auf die Fußsohlen gelegt, endlich ein Bad von lauer Milch angewendet, und Blutigel hinter die Ohren gelegt. — Alles vergebens. Der Kopf wurde entsetzlich aufgetrieben und roth, es stellte sich Röcheln ein, und nachdem sie ohngefähr eine Stunde in einem apoplectischen Zustande gelegen hatte, starb sie früh halb drei Uhr.

Bei der Section zeigte sich folgendes:

Die Gehirngefäße strozten von Blut bis in die feinsten Membranen; selbst die Substanz der Augenvenen war wie roth injizirt. Die Seitenventrikeln des Gehirns waren sehr weit und voll Wasser, welches sich auch unter dem Tentorium Cerebelli fand, nnd zusammen wohl 6 bis 8 Loth betragen mochte. In dem Plexus choroideus befanden sich kleine Skrofelknoten und Hydatiden, und gleich über der Glandula pinealis befand sich eine Wasserblase, die über einen Zoll lang und über einen halben breit war, und beim Aufritzen zusammenfiel und eine helle Lymphe ergoß.

Herz und Lunge waren gesund, außer daß diese von der Erstickung mit Blut angefüllt war. Auch die Leber völlig gesund, nur (aus eben der Ursache) blutreicher als gewöhnlich, die Gallenblase meistens leer. Der Magen enthielt nur wenig von dem genossenen Getränk, und war übrigens, so wie die Gedärme, natürlich beschaffen. Im Darmkanal fand sich ein Spulwurm, und an der Stelle seines Sitzes war der Darm etwas röthlich angelaufen, (wie ich dies öftrer bemerkt habe). — Das ganze Gekröse war voll von verhärteten Drüsen.

Ein Knabe von 6 Jahren war skrofulös und rhachitisch von seinem ersten Jahre an gewesen. Die Beine waren gekrümmt, die Knochenenden angeschwollen; sein Aussehen bleich und aufgedunsen, das Rückgrad gekrümmt, der Leib stark, die Drüsen am Halse geschwollen, und der Kopf mit hartnäckigen Grind bedeckt, der nur zuweilen nachließ, wenn sich die Augen entzündeten. Auch hatte er zuweilen fliegende Schmerzen am Kopfe. Das Kind war etwa 3 Wochen lang mit antiskrofulösen Mitteln, vorzüglich salzsaurer Schwererde, Cicuta, Sassafrasthee, und öftern Abführungsmitteln, behandelt worden, als es einige Tage kleine Fieberanfälle bekam, die sich aber völlig wieder verloren. Nun folgte ein Tag, wo es so lebhaft und munter war, als fast noch nie, es lief sogar in der Stube herum, was es lange Zeit nicht gekonnt hatte. An demselben Tage Abends wurde es plötzlich in den Armen seiner Mutter von Convulsionen befallen, an denen es nach einer halben Stunde apoplektisch starb.

Bei der Leichenöffnung fand sich in den Gehirnhölen eine beträchtliche Menge wäßriger Feuchtigkeit, und in dem Plexus choroideus Hydatiden und kleine Skrofelknoten. Auch in der Brust und Bauchhöle befand sich extravasirtes Wasser. Das Gekröß war voll von verhärteten Drüsen, das Colon sehr ausgedehnt, der Mastdarm verengert.

Ich ziehe hieraus folgende Resultate:

1. Die Wassersucht der Gehirnhölen ist zuweilen skrofulösen Ursprungs, und keineswegs immer ein Product einer Hirnentzündung. Denn von dieser war in beiden Fällen nicht die mindeste Anzeige, hingegen beide Kinder waren von skrofulöser Beschaffenheit, und hatten selbst im Gehirn Skrofeln.

Es ist ja bekannt, wie leicht ein skrofulöser Zustand durch gehinderte Resorption wäßrige Anhäufungen und Extravasate bewirken kann. — Im ersten Falle schien diese Anhäufung im Kopfe durch den immer gegenwärtigen Schnupfen eine Art von Ableitung zu erhalten. Sobald dieser Abzug wegblieb, nahm sie schnell überhand.

2. Es giebt Arten dieser Wassersucht, die vorher ganz unbemerkt, und dann schnell tödlich seyn können.

3. Wahrscheinlich ist hier ein Theil des Wassers in Hydatiden eingeschlossen (von denen sich noch mehrere fanden). Von diesen kann plötzlich eine platzen, und, wenn nun die Menge des darin enthaltenen Wassers beträchtlich, oder der Sitz derselben auf einem sehr edlen oder lebensnöthigen Theil des Gehirns war, durch die plötzliche Ueberschwemmung ein solcher Reiz in dem Gehirn erregt werden, daß nun mit einem male Convulsionen und tödliche Apoplexie entstehen. — Es ist eine Art von Hydrops saccatus Cerebri, und es gilt davon eben das, was Stoll *) vom Hydrops saccatus abdominis schreibt: Si hydrops saccatus rumpitur, abit in hydropem universalem, plerumque Syncope sequitur, quae aliquoties in veram mortem transit; ratio est, quia circulus sanguinis repente valide immutatur disrupto sacco. Haec quoque est causa, cur homines, multis jam annis hydrope saccato laborantes, in aliquo exercitio corporis repente moriuntur.

4. Hydatiden sind nicht immer Blasenbandwürmer, sondern können von jedem fixen topischen Reiz in einem Lymphgefäße entstehen, der eine chronische Constriction in einer Stelle desselben unterhält, und also eine Hemmung des Fortgangs der Lymphe, folglich Anhäufung derselben hinter dieser Hemmung, veranlaßt. Dies vermögen freilich auch Ovula des Blasenbandwurms, aber auch andre topische Reize, und jene muß man hier immer auch als Reize betrachten.

*) Rat. Med. V II. p. 229.

III.

Eine Art von Elephantiasis aus skrofulöser Ursache.

Ein Mädchen von skrofulösem Habitus, das in ihrer Kindheit öfters fließende Ohren, schwärende Augen und andre Anzeigen eines skrofeligen Zustandes gehabt hatte, im eilften Jahre ganz gut durch die Blattern gekommen, und die folgenden paar Jahre recht wohl gewesen war, bekam im dreizehnten Jahre eine Geschwulst am linken Fuße, welche sich bis an die Wade erstreckte. Nach einigen allgemeinen inneren und äußern Mitteln verschwand dieselbe zwar, kam aber nach kurzer Zeit wieder, und nahm in solchem Grade zu, daß sie zulezt sich von dem Zehen an bis ans Hüftgelenk erstreckte; der Fuß war mehr als doppelt so stark wie der andere, mehr kalt als warm, blaß, und die Geschwulst so hart, daß man keine Gruben eindrücken konnte. Die Kranke war dabei ziemlich gesund, hatte eine blühende Gesichtsfarbe, munteres Temperament, zuweilen Beängstigung und unruhigen Schlaf; die natürlichen und Lebensfunctionen waren sehr gut.

Nachdem sie so ein halbes Jahr zugebracht hatte, ohne etwas zu brauchen, wurde ein Arzt consultirt, der sie hauptsächlich mit ausleerenden Mitteln behandelte. Sie wurde dabei sehr matt, verlor die Farbe und den Appetit; der Fuß besserte sich nicht. Man gab die Kur auf, und nun erlangte sie in einigen Monaten ihre vorigen Kräfte und Munterkeit wieder.

Einige Zeit darauf erschien an dem kranken Fuße einwärts über dem Knie ein Bläschen, aus welchem von selbst ein gelbliches Wasser floß. Der Ausfluß vertrocknete, stellte sich aber nach einiger Zeit wieder ein. Die ausfließende Materie bekam das Ansehen wie geronnene Milch, und ward sehr ätzend, so daß die umliegende Gegend davon entzündet wurde. Der Fuß wurde immer dicker und härter, so daß die Haut in vielen Stellen sich ganz knotig und lederhart anfühlen ließ. Der andre Fuß blieb völlig gesund. Um diese Zeit bekam sie einigemal heftige fieberhafte Paroxysmen von Angst, Irrereden und Blutcongestionen nach dem Kopfe, welche von den immer näher rückenden Menstrualbewegungen herrührten.

Einige Monate darauf wurden ihr, da sie nun 16 Jahre alt war, und das nun dreijährige Uebel immer zunahm, eine Lauge von Spongia tosta und Rad. Serpentariä mit Squillapillen und einen Decoct von Guajacholz verordnet; äußerlich Kräuterumschläge mit flüchtigem Alkali und Kampfer, und auf die fließenden Stellen Bleiwasser.

Diese Mittel erregten Laxiren, zuweilen Erbrechen, und vermehrten Urinabgang, besserten aber den Fuß nicht, außer daß die nässende Stelle trocken wurde. — Die Mittel wurden fortgesezt. Nach einigen Wochen entstand einer von den obigen Paroxysmen, mit Beängstigung, Irrereden und Wallung des Bluts. Er dauerte einige Tage. Gleich nachher wurde das geschwollene Bein etwas schlaffer und bekam eine rothe und blaugemischte Farbe. Unter der Wade entstand ein glänzender und sehr gespannter Fleck, und die Patientin klagte über ein heftiges Pulsiren darin.

Sie continuirte die erstern Mittel, aber mit dem Zusatze der Hofmannischen Sublimatpillen. Nach 14 Tagen entzündete sich die Stelle unter der Wade beträchtlich, brach auf, und gab ein jauchigtes Eiter. Auch die Stelle über dem Knie näßte wieder. Der Fuß wurde auf einige Zeit etwas dünner.

Es wurden nun ein ganzes Jahr hindurch die allerwirksamsten Mittel, Sublimat, Plummers Pulver, Arnica, Asa fötida, weißer Vitriol, Cicuta, Einreibungen von Merkurialsalben, Räucherungen von Zinnober, auflösende Bäder, Douchen von Schwefel= und Stahlwasser angewendet.

Die Dicke und Härte des Fußes verminderte sich nicht dabei, sondern nahm vielmehr noch beträchtlicher zu. Es entstanden noch außer den schon genannten Oeffnungen mehrere harte Drüsenknoten, welche sich entzündeten, aufbrachen und Gauche von sich gaben, wobei die Kranke oft die empfindlichsten

Schmerzen an dem Fuße erlitt. — Von Zeit zu Zeit kamen Fieberanfälle, die einige Tage dauerten, und gewöhnlich eine Verschlimmerung des Fußes nach sich ließen. Die Reinigung brach in der Mitte des Jahres durch, ohne daß das fürchterliche Uebel im mindesten verändert worden wäre.

Am Ende des Jahrs war das Bein von ungeheurem Umfang, bis herauf an den Unterleib durchaus hart und skirrhös anzufühlen, und hie und da mit grindigten, eiternden und entzündeten Stellen bedeckt. — Und, was das merkwürdigste war, die Kranke war dabei vollkommen ausgewachsen, hatte ihre Reinigung ordentlich, aß und trank mit Appetit, und alle Functionen waren natürlich. Das Uebel blieb ganz topisch.

So lebte sie noch 3 Jahre, in welchen das Uebel noch immer mehr zunahm, und starb zulezt an hektischem Fieber und Auszehrung.

Ich nehme diesen gewiß sehr merkwürdigen Fall aus den Papieren meines seeligen Vaters. — Nach allen Erscheinungen, nach dem ganzen Verlauf, war es nichts anders als eine Krankheit der Drüsen- und Lymphgefäße dieses Theils, und also ein skrofulöses Uebel, und man sieht daraus, zu welchem fürchterlichen Grad dasselbe kommen, aber auch wie lange es örtlich bleiben kann.

In Absicht der Form, die hier die Krankheit annahm, finde ich nichts ähnlicheres, als den Zufall, den Hillary *) unter dem Namen Elephantiasis beschreibt, und dessen auszeichnendes auch eine ungeheure harte und drüsigte Geschwulst eines Beins, mit ganz verhärtetem Zellgewebe, und schuppiger und aufgesprungener Oberfläche ist, wobei der Patient oft 20 Jahre lang, ohne Störung seiner übrigen Functionen, lebt. — Auch bemerkte er ebenfalls von Zeit zu Zeit Fieberbewegungen, die das Uebel allemal vermehrten, und immer neue Metastasen nach den kranken Fuß hinwarfen.

*) Beobachtungen über die Veränderungen der Luft und Krankheiten auf der Insel Barbados, übersetzt von Ackermann. 1776.

IV.

Tabellen und Resultate der chemischen Analyse des skrofulösen Urins.

Ich habe im fünften Kapitel pag. 72. die Versuche erwähnt, welche Herr Gärtner über die chemische Analyse des skrofulösen Urins gemacht hat, und ich liefere hier eine genauere und bestimmtere Beschreibung derselben, die er die Güte gehabt hat, mir mitzutheilen, und die zur Erläuterung und Beweis des oben gesagten dienen kann.

1. Der zu den Versuchen gebrauchte Urin mehrerer skrofulöser Patienten wurde immer früh gleich nach dem Aufstehen gesammlet.

2. Die zu den Versuchen gebrauchte Menge Urin war jedesmal genau 2 Unzen medizinisches Gewicht.

3. Die comparativen Versuche mit gesundem Urin wurden immer zu gleicher Zeit und unter den nemlichen Umständen angestellt.

4. Das gebrauchte Kalchwasser war immer frisch bereitet, und wurde nach dem Gewicht zugesetzt, bis keine Trübung mehr erfolgte.

5. Die zur Sättigung der durch diese Beimischung frei gewordenen Alkalien gebrauchte verdünnte Salzsäure verhielt sich zum destillirten Wasser = 80:82; die Beimischung geschah immer tropfenweise.

6. Die Abdämpfung des Lixiviums, das von dem Niederschlag durchs Filtrum abgesondert wurde, geschah bei sehr gelinder Wärme, bis zur Trockniß.

7. Da die Absicht hier blos war, die in dem Urin enthaltne Phosphorsäure zu bestimmen, so war es genug, die Sättigung mit Kalchwasser und dann die Abscheidung mit Salzsäure vorzunehmen, ohne sich in die genauere Zerlegung der Bestandtheile des Präzipitats einzulassen; denn das Gewicht des Niederschlags allein giebt hier schon hinreichend die Menge der Phosphorsäure an, worauf es hier ankommt.

I. Tabelle.

Ueber die relatife Menge des zur Sättigung der Säure in dem Urin nöthigen Kalchwassers.

Tag	Rhachit.	Rhachit.	Skroful.	Skroful.	Skroful.
1	— —	— —	— —	— —	Unc. II.
2	Unc. V. Dr. II.	Unc IV$\frac{1}{2}$	Unc. VII.	— —	Unc. II. Dr. VI.
3	Unc. III.	Unc. IV.	Unc. VI.	— —	Unc. III. Dr. VI.
4	Unc. III.	Unc. III$\frac{1}{2}$	Unc. V$\frac{1}{2}$	— —	Unc. III. Dr. V.
5	Unc. III$\frac{1}{2}$	Unc. III$\frac{1}{2}$	Unc. IV$\frac{1}{2}$	— —	Unc. III. Dr. II.
6	Unc. III$\frac{1}{8}$	— —	Unc. VII.	Unc. VI$\frac{2}{3}$	— —
7	Unc. III$\frac{1}{2}$	— —	Unc. VI.	Unc. V. Dr. VI.	— —
8	Unc. III. Dr. III.	— —	Unc. VI$\frac{1}{2}$	Unc. V.	— —
9	Unc. IV.	— —	Unc. V$\frac{1}{2}$	— —	— —

Das verhältnißmäßige Quantum der zur Sättigung der Alkalien verbrauchten verdünnten Salzsäure variirte bei den Rhachitischen von 24 bis 30, und bei den skrofulösen Urinen von 38 bis 44 Tropfen; bei dem Urin gesunder erwachsener Menschen 32 bis 36, bei einem gesunden Knaben 20 bis 26 Tropfen.

II. Tabelle.

Ueber die relatife Menge des durch den Zusatz von Kalchwasser erhaltenen Präzipitats.

	Rhachit		Rhachit.		Skroful.		Skroful.		Skroful.	
1	—	—	$3\frac{2}{8}$	Gr.	$5\frac{1}{8}$	—	—	—	$2\frac{1}{8}$	Gr.
2	$\frac{1}{8}$	Gr.	$5\frac{1}{8}$	—	$8\frac{4}{8}$	—	—	—	$4\frac{1}{8}$	—
3	3 —	—	$4\frac{7}{8}$	—	$7\frac{7}{8}$	—	—	—	$3\frac{4}{8}$	—
4	$2\frac{4}{8}$	—	3	—	$6\frac{4}{8}$	—	—	—	$4\frac{7}{8}$	—
5	5 —	—	5	—	$7\frac{4}{8}$	—	—		$4\frac{2}{8}$	—
6	$5\frac{1}{8}$	—	—	—	11	—	$9\frac{4}{8}$	—		
7	$4\frac{2}{8}$	—	—	—	$10\frac{4}{8}$	—	10	—		
8	$7\frac{2}{8}$	—	—	—	$9\frac{6}{8}$	—	$9\frac{2}{8}$	—		
9	$4\frac{3}{8}$	—	—	—	8	—	9	—		

Der Präzipitat durch Kalchwasser aus der nemlichen Menge Urin eines gesunden erwachsenen Menschen war ziemlich constant zwischen 6 bis 7, und bei einem gesunden Kinde 3 bis 4 Gran.

Das Residuum nach dem Abdampfen betrug bei den Rhachitischen zwischen 38 bis 44 Gran, bei den zwei ersten Skrofulösen 54 bis 60, bei dem dritten 30 bis 40 Gran. Bei dem Gesunden 44 bis 48.

Die Farbe des rhachitischen Urins war durchaus hell, weingelb. Der Geruch, auch nach dem Erkalten, urinös und etwas scharf. Das Sediment nach dem Erkalten war nur äußerst gering, und bestand nur in einer kaummerklichen schwebenden Wolke. Das spezifische Gewicht war von dem des Wassers nur wenig verschieden (80:81.) Er faulte unter denselben Umständen weit später als der skrofulöse, aber eher als der gesunde Urin. Es entwickelten sich auch weniger Alkalien daraus, als aus dem skrofulösen. Sein Geruch war dann dem von angebrannten Federn gleich.

Die Farbe des skrofulösen Urins war immer mehr blaß und trübe, der Geruch wie beim Rhachitischen, nur intensiv stärker; dabei immer, besonders im Fortgange der Krankheit, ein weißliches und pulverartiges Sediment. Das Gewicht differirte schon mehr von dem des destillirten Wassers (80:82). — Die Fäulniß entstand immer schnell, oft schon nach einigen Stunden (vielleicht wegen der größern Menge des darin enthaltenen thierischen Leims). Es entstand dabei eine große Menge flüchtiges und mineralisches luftsaures Alkali; den übelsten Geruch gab jedesmal das Sediment, von dem auch die Fäulniß auszugehen schien.

FSC
www.fsc.org
MIX
Papier | Fördert gute Waldnutzung
FSC® C083411

Zeitfracht Medien GmbH
Ferdinand-Jühlke-Straße 7
99095 Erfurt, Deutschland
produktsicherheit@kolibri360.de